BEGINNER CROSS TRAINING
CROSS TRAINING FÜR ANFÄNGER

Michael Brauer

Beginner Cross Training – Cross Training für Anfänger
Michael Brauer

DEIN KOSTENLOSES GESCHENK

Als kleines Dankeschön für den Kauf dieses Buches möchte ich Dir ein kostenloses E-Book zur Verfügung stellen, dass ich exklusiv für meine Leser und Blogbesucher online gestellt habe.

Ich weiß aus eigener Erfahrung, dass vor allem der Einstieg beim Fitnesstraining nicht so einfach ist. Daher habe ich ein simples, aber effektives Training zusammengestellt, das gerade in den ersten 90 Tagen optimale Ergebnisse bei geringem Aufwand zeigt.

Dieses Trainingsprogramm ist aus meiner langjährigen Arbeit mit den unterschiedlichsten Kunden entstanden und hilft mit wenigen Übungen und Workouts beim Abnehmen und auch beim Muskelaufbau.

Lade Dir jetzt No Gym! – Training ohne Fitnessstudio kostenlos herunter!

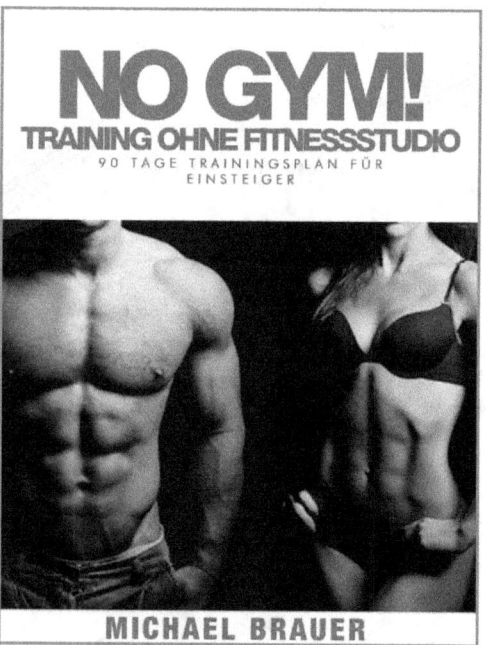

http://fitstrongsexy.de/dein-kostenloses-e-book/

EINLEITUNG

Cross Training erfreut sich einer ständig wachsenden Anhängerschaft. Längst sind es nicht mehr nur „Verrückte", die 500 Push-ups hintereinander machen, kurz darauf Berge hochsprinten, vor Erschöpfung zu Boden sinken und sich anschließend noch darüber freuen.

Fast jeder hat inzwischen schon einmal eine Cross Trainingseinheit ausprobiert, Profisportler, Bodybuilder, Fitness-Freaks, aber auch Hausfrauen, Hard-Gainer und Sportmuffel haben Cross Training für sich entdeckt.

Falls auch Du strukturiert in ein herausforderndes und effektives Trainingssystem einsteigen möchtest, hast Du mit diesem Buch die Gelegenheit dazu. Hier findest Du einen systematischen Trainingsplan für ein ganzes Jahr. Jeder Trainingstag ist anders und mit jeder Trainingswoche steigen die Intensitäten.

Dadurch wirst Du als Anfänger schonend an das Training herangeführt und später als erfahrener Profi weiter an Deine Grenzen gehen.

Cross Training ist effektiv und hilft beim Abnehmen, aber auch beim Muskelaufbau. Es ist ein sehr zeiteffizientes Trainingssystem, weshalb eigentlich jeder die Zeit finden kann, Cross Training in seinen Alltag zu integrieren.

Mit diesem Buch bekommst Du nicht nur einen Trainingsplan, sondern auch die nötigen Informationen zum Trainingsablauf und zu den Übungen. Für einige dieser Übungen benötigt man Langhanteln, zusätzliche Gewichte, ein Springseil (Speed Rope) und eine Kettlebell. Viele Übungen in diesem Buch funktionieren aber auch einfach mit dem eigenen Körpergewicht.

Alle Übungen werden ausführlich erläutert und durch Illustrationen verdeutlicht. Mit Beginner Cross Training benötigst Du keinen teuren Personal Trainer und keine Mitgliedschaft in einer „Cross Training-Box", alles ist selbsterklärend.

Anfänger werden in den ersten Wochen in die Grundlagen eingeführt und Fortgeschrittene finden in der zweiten Hälfte die berühmten Benchmark WOD'S (z.B.: „Angie", „Chelsea", etc.). Diese sind die Standard-Workouts im Cross Training und mit der richtigen Vorbereitung von jedem zu schaffen.

Ich wünsche Dir viel Spaß und Erfolg beim Training - Michael Brauer von Fit Strong Sexy

INHALTSVERZEICHNIS

CROSS TRAINING SERIES

Die Cross Training Series umfasst mehrere Bücher, die alle der gleichen Struktur und dem gleichen Prinzip folgen. Dabei unterscheiden sie sich jedoch inhaltlich und bieten für unterschiedliche Zielgruppen den richtigen Trainingsplan.

1. „Beginner Cross Training"

Beim Beginner Cross Training geht es um den Einstieg ins Cross Training. Die Workouts sind so ausgelegt, dass man als absoluter Anfänger mit dem Training beginnen kann. Alle Übungen werden Schritt für Schritt erklärt und die Workouts führen dich Stück für Stück zu den Benchmark-WOD'S.

2. „Bodyweight Cross Training"

Beim Bodyweight Cross Training geht es um das Training mit dem eigenen Körpergewicht. Der 365-Tage-Trainingsplan nutzt nur Bodyweight Übungen, die praktisch überall gemacht werden können. Als Equipment benötigt man lediglich ein Jump Rope (Speed Rope). Auch Bodyweight Cross Training beginnt praktisch bei null und ist damit perfekt für Anfänger geeignet.

3. „Advanced Cross Training"

Advanced Cross Training geht den nächsten Schritt. Nachdem man das Beginner Cross Training geschafft hat, kann man mit diesen fortgeschrittenen Workouts einsteigen. Ein neuer 365-Tage-Trainingsplan zeigt intensivere Übungen und führt zu den sogenannten Hero-WOD'S.

4. „Kettlebell Cross Training"

Das Kettlebell Cross Training gibt dir eine Einführung in das Training mit Kettlebell-Übungen. Viele der fortgeschrittenen WOD'S nutzen Kettlebell-Übungen, da sie viele Vorteile mit sich bringen. Mit einem neuen 365-Tage-Trainingsplan lernst du die Basics kennen und erhältst eine weitere Herausforderung für dein Training.

5. „Women Cross Training"

Women Cross Training ist speziell für Frauen kreiert worden. Meist zögern Frauen damit, ein intensives Krafttraining zu beginnen, mit der Sorge, zu viel Muskelmasse aufzubauen. Warum diese Sorge unbegründet ist, zeige ich in diesem Buch und präsentiere darüber hinaus einen neuen 365-Tage-Trainingsplan, speziell auf die Bedürfnisse von Frauen zugeschnitten.

CROSS TRAINING ZUM MUSKELAUFBAU

Lässt sich mit Cross Training Muskeln aufbauen? – Ja und Nein.

Ob man Muskelmasse aufbaut oder nicht ist keine Frage von Trainingssystemen, sondern abhängig von 3 großen Faktoren:

1. Trainingsreiz

Der Trainingsreiz muss intensiv genug sein, um Anpassungserscheinungen auszulösen. Nur so kann man Muskelwachstum provozieren. Durch welche Übungen und Systeme der ausreichend intensive Trainingsreiz ausgelöst wird, ist letztlich vollkommen irrelevant.

Cross Training ist ein intensives Training für den gesamten Körper und löst daher auch Anpassungserscheinungen aus, welche folglich zu Muskelwachstum führen.

Der große Vorteil von Cross Training gegenüber anderen Systemen ist, dass Cross Training sehr effektiv und zeitsparend ist. Eine durchschnittliche Trainingseinheit dauert zwischen 20min und 60min. In dieser Zeit wird im Cross Training intensiv trainiert, in der Regel sogar viel intensiver als mit anderen Trainingssystemen.

2. Erholung

Damit der Muskel wächst ist eine ausreichende Erholung ebenso wichtig wie der intensive Trainingsreiz. Während der Erholungsphase regeneriert die Muskulatur und der Muskel wächst über sein Ausgangsniveau hinaus.

Die Trainingseinheiten in diesem Buch sind so organisiert, dass man immer auch genügend Zeit zur Regeneration erhält. Zu Beginn trainiert man 3x/Woche und steigert dieses Pensum allmählich.

Innerhalb einer Woche besteht darüber hinaus immer ein passendes Gleichgewicht zwischen Ausdauer- und Krafttraining, wodurch die Regeneration weiter unterstützt wird.

3. Ernährung

Damit die Muskulatur wachsen kann, ist ein ausreichendes Angebot an Nährstoffen von Nöten. Nur so sind genügend Baustoffe für die Muskulatur und Energie für die Regeneration verfügbar.

Auf deine Ernährung solltest du deshalb ergänzend zum Training achten. Ernähre dich primär mit natürlichen Lebensmitteln und vermeide Fast Food, Fertiggerichte und zuckerhaltige Getränke.

CROSS TRAINING ZUM ABNEHMEN

Auch Abnehmen ist nicht zwingend vom Trainingssystem abhängig. Auch hier sind es dieselben Faktoren, die den Unterschied ausmachen. Allerdings bekommt hier der Begriff der Kalorienbilanz eine besondere Bedeutung.

Die Kalorienbilanz beschreibt, wie viel Energie in Form von Nahrung man aufnimmt und über den Tag verteilt verbrennt. Um abnehmen zu können, muss man theoretisch einfach mehr Kalorien verbrennen, als man aufnimmt, da so eine negative Kalorienbilanz erzeugt wird.

Um eine negative Kalorienbilanz zu erzeugen, hat man nun 2 Möglichkeiten:

Erstens kann man weniger Kalorien zu sich nehmen, also weniger essen. Zweitens kann man dafür sorgen, mehr Energie zu verbrennen, durch mehr Bewegung und Sport. Die beste Strategie ist aber, beide Möglichkeiten miteinander zu kombinieren.

Ernähre dich von natürlichen Lebensmitteln (Fleisch, Eier, Gemüse, Obst, Wasser) und vermeide Fertiggerichte, Fast Food, Süßigkeiten, Alkohol und zuckerhaltige Getränke. Dadurch nimmst du keine überflüssigen Kalorien zu dir und erzeugst hier bereits eine negative Kalorienbilanz.

Wenn du zusätzlich nun auch noch ein intensives und regelmäßiges Training durchführst, wird deine Energiebilanz noch negativer ausfallen, wodurch du schneller Gewicht abbauen wirst.

Cross Training ist sehr intensiv. In 20min – 60min pro Einheit gehst du fast immer an deine persönlichen Grenzen und verbrennst dementsprechend auch viele Kalorien. Daher ist Cross Training perfekt geeignet, um abzunehmen.

WAS IST CROSS TRAINING?

Cross Training ist ein umfassendes Ganzkörper-Workout. Es greift Elemente aus dem klassischen Krafttraining, der Leichtathletik, dem Gewichtheben und der Gymnastik auf und vereint diese.

Jedes Cross Training Workout ist anders, aber alle Workouts trainieren die allgemeine Fitness. Jedes richtet sich nach den Faktoren die die allgemeine Fitness ausmachen und definieren.

Im Cross Training werden meist Übungen genutzt, die mit dem eigenen Körpergewicht ausgeführt werden können oder freie Hanteln und Gewichte benötigen. Es kommen also keine Studiogeräte zum Einsatz, weshalb eine teure Fitnessstudio-Mitgliedschaft nicht zwingend notwendig ist.

CROSS TRAINING

Das Training ist zwar inhaltlich immer unterschiedlich, folgt aber stets der gleichen Struktur.

Zu Beginn steht immer ein allgemeines Warm-up. Hierbei geht es darum, den Körper auf die folgende Belastung vorzubereiten und so Verletzungen vorzubeugen und die Leistungsfähigkeit zu erhöhen.

Das allgemeine Warm-up sollte zum einen aus lockeren Läufen und Sprüngen bestehen und zum anderen die im WOD auftauchenden Übungen mit wenig Gewicht und langsamem Tempo beinhalten. Wenn also im WOD Deadlifts mit 75% Körpergewicht gefordert sind, sollte man beim Warm-up wenige Deadlifts mit ca. 50% Körpergewicht langsam und kontrolliert ausführen.

Auf das Warm-up folgt immer das Technik-Training. Hier werden zum einen neue Übungen ausprobiert und perfektioniert und zum anderen Übungen ausgeführt, die man noch nicht optimal beherrscht. Beim Techniktraining geht es nicht um Geschwindigkeit und Gewicht, sondern um optimale Form.

Nach dem Techniktraining folgt das Kernstück des Cross Training: Das WOD

Ein WOD (Workout of the day) beinhaltet eine bestimmte Übungsreihenfolge. Diese Übungsreihe trainiert Kraft, Ausdauer, Koordination und Beweglichkeit gleichermaßen. WOD'S fordern jeden dabei individuell, da sie entweder möglichst schnell ausgeführt werden müssen, oder man so viele Wiederholungen wie möglich in einer vorgegebenen Zeit zu absolvieren hat.

Nach einem WOD sollte noch ein Cool-Down erfolgen, bei dem man Basic Stretching Übungen durchführt und ein paar Runden ausläuft.

DAS TRAINING MIT DIESEM BUCH

Innerhalb dieses Buchs findest du einen Trainingsplan, ausgelegt für ein ganzes Jahr. Zu Beginn musst du an 3 Tagen in der Woche trainieren, später steigert sich diese Trainingshäufigkeit.

Jedes Training ist anders, baut aber auf dem vorherigen auf, weshalb du ganz vorne am Anfang beginnen solltest.

Die einzelnen Trainingstage sind dabei in verschiedene Kategorien eigeordnet. Diese richten sich nach dem Schwerpunkt, der im entsprechenden WOD trainiert wird. Es handelt sich entweder um Ausdauer, Kraft oder Mixed (Kraft und Ausdauer) Workouts. Im späteren Verlauf kommen noch offizielle Benchmark-WOD'S hinzu.

Diese WOD'S kennt jeder Cross-Training-Athlet. Sie sind die ultimative Herausforderung und warten in den letzten Wochen des Trainingsjahres auf dich. Um sie zu bewältigen, ist es zwingend notwendig, das Training von Anfang bis Ende konsequent durchzuziehen und nie länger als eine Woche auszusetzen.

Auch wenn es mal anstrengend wird und du darüber nachdenkst, das Training ausfallen zu lassen, kann ich dir versprechen, wenn du dennoch trainierst, wirst du dich anschließend umso besser fühlen.

Also bleib dabei und versuche das kommende Jahr komplett durchzuziehen. Wenn du das schaffst, wirst du auch dein persönliches Ziel erreichen. Ob es nun Gewichtsreduktion ist, Muskelaufbau oder allgemein eine bessere Form und Gesundheit.

365 Tage Workout-Plan

Workouts für Anfänger (Woche 1 - 16)

In den ersten 16 Wochen geht es darum, eine Grundlage für dein weiteres Training zu schaffen. Zu Beginn werden die Anforderungen noch sehr moderat sein. Sie werden dich zwar fordern, aber nicht überfordern.

In jeder Woche werden neue Übungen auf dich zukommen. Versuche diese Übungen immer in deinem Techniktraining sauber, kontrolliert und mit niedrigen Gewichten auszuführen. In den folgenden WOD'S werden die Übungen wieder auftauchen.

Sobald du die Technik verstanden hast und sie sauber beherrschst, kannst du damit beginnen, die Gewichte zu erhöhen und die Geschwindigkeit zu steigern.

In den Workouts für Anfänger wirst du an 3 Tagen der Woche trainieren. Versuche immer mindestens einen Tag zwischen den Trainingstagen zur Erholung und Regeneration freizuhalten.

Optimal wäre zum Beispiel folgender Trainingsrhythmus: Montag, Mittwoch und Freitag Training und an den anderen Tagen Regeneration.

Solltest du bereits Vorerfahrungen haben oder seit längerem ein anderes Fitnesssystem trainieren, kannst du diese Workouts neben deinem regulären Training durchführen oder direkt bei den Workouts für Intermediates einsteigen.

WOCHE 1

Tag	Mo	Di	Mi	Do	Fr	Sa	So
Workout	1		2		3		
Kategorie	K A	--	K	--	A	--	--

Tag 1 – Montag

WOD 1:

Kategorie: K/A	
Übungen:	• 100m Laufen • 15 Air Squats
Ablauf:	5 Runden, Pause zwischen den Runden nach Bedarf

Tag 2 – Mittwoch

WOD 2:

Kategorie: K	
Übungen:	• 15 Air Squats • 5 Push-ups
Ablauf:	4 Runden, Pause zwischen den Runden nach Bedarf

Tag 3 – Freitag

WOD 3:

Kategorie: A	
Übungen:	• 100m Laufen • 50m Sprinten • 150m Gehen
Ablauf:	4 Runden

NEUE ÜBUNGEN IN WOCHE 1

Air Squats

Air Squats, oder „Kniebeugen", trainieren in erster Linie die Beinmuskulatur. Sowohl Vorder-
und Rückseite als auch die Wadenmuskulatur werden hier angesprochen.

Um einen Air Squat sauber ausführen zu können, müssen die Füße etwa schulterbreit
auseinander positioniert werden. In der Ausgangslage nimmt man eine aufrechte Position ein
und beugt die Knie ein wenig, um das Kniegelenk zu entlasten. Anschließend senkt man das
Gesäß, bei möglichst gerade ausgerichtetem Rücken, soweit ab, bis ein Winkel von ca. 90° im
Kniegelenk entstanden ist.

Dabei ist darauf zu achten, dass die Fersen während der gesamten Bewegung den Kontakt zum
Boden nicht verlieren und die Knie nie so weit nach vorne hinausragen, dass sie die Fußspitzen
komplett überdecken.

Wenn man also während der Bewegung auf seine Füße blickt, sollte man die Fußspitzen immer
frei sehen können.

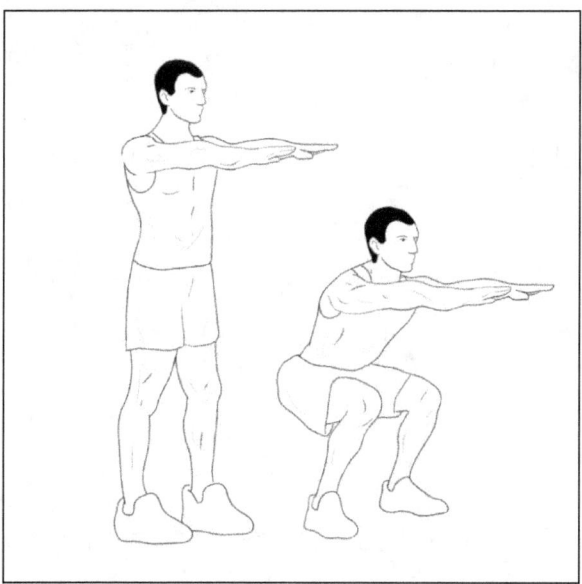

Abbildung 1 - Air Squats

Push-ups

Push-ups sind klassische Liegestütze. Sie trainieren vor allem die Brust-/Schultermuskulatur und den Armstrecker. Durch die Körperspannung, werden zusätzlich noch Bein- und Coremuskulatur statisch beansprucht.

Positioniere die Hände auf Brusthöhe und etwas weiter als schulterbreit auf dem Boden. Achte darauf eine Ausganglage einzunehmen, in der du den Körper komplett angespannt hast. Es müsste dadurch eine gerade Linie von deinem Sprunggelenk bis in deine Schultern entstehen.

Diese Linie sollte während der gesamten Bewegung aufrechterhalten werden. Dies schaffst du nur, wenn du während der Push-ups auch den Corebereich und deine Beine anspannst. Dadurch wird der Push-up zu einer Ganzkörperübung, die nicht nur die Arme und Brust trainiert, sondern eben den gesamten Körper.

Die Endposition der Bewegung ist erreicht, sobald du mit der Brust kurz vor dem Boden bist.

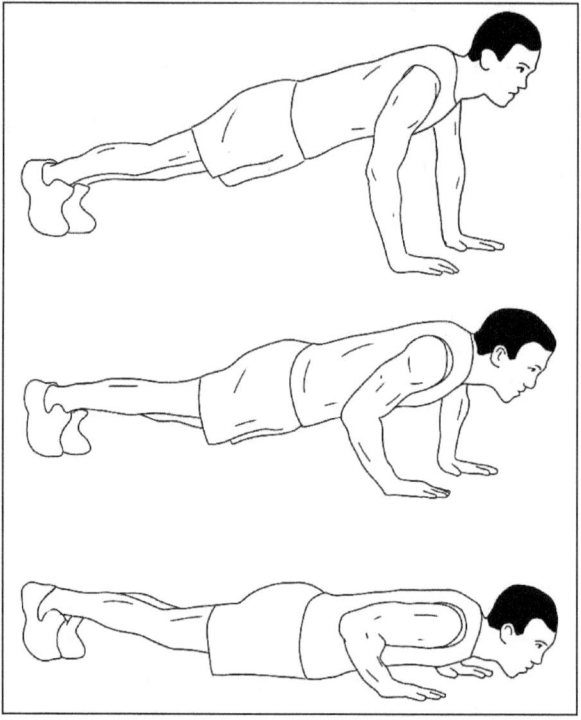

Abbildung 2 - Push-ups

Sprint

Innerhalb des Trainingsprogramms wird sehr oft vom Laufen und Sprinten gesprochen.

Der Unterschied zwischen diesen beiden ausdauerspezifischen Übungen ist die Intensität, mit der beides ausgeführt wird.

Das Laufen kann zwar auch anstrengend sein, aber die Anstrengung entsteht dabei eher durch die Dauer und nicht durch die kurzfristige Intensität. Beim Laufen sollte man sich stets noch während der Übung entspannt unterhalten können, ohne dass einem dabei die Luft wegbleibt.

Beim Sprinten wiederum entsteht die Anstrengung durch eine kurzfristige Steigerung der Intensität. Hier sollte man sich zu keinem Zeitpunkt unterhalten können, da ansonsten die Intensität nicht hoch genug ist.

Wann immer also vom Laufen und Sprinten gesprochen wird, ist die unterschiedliche Intensität zwischen diesen beiden Übungen zu beachten.

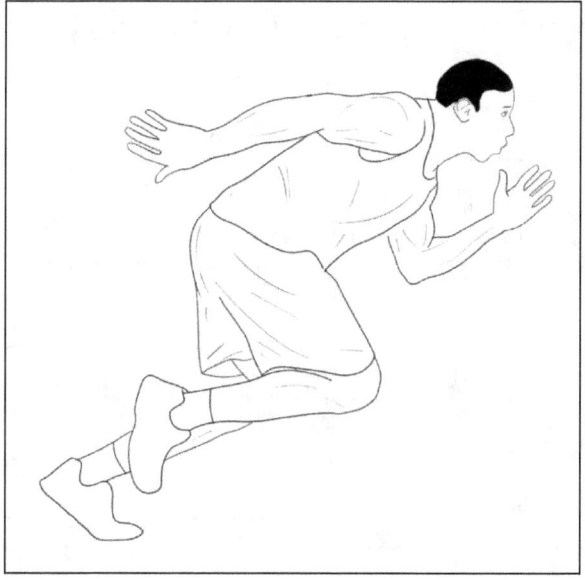

Abbildung 3 – Sprint

WOCHE 2

Tag	Mo	Di	Mi	Do	Fr	Sa	So
Workout	1		2		3		
Kategorie	K A	--	K	--	A	--	--

Tag 1 – Montag
WOD 1:

Kategorie: K/A	
Übungen:	• 100m Laufen • Maximum Pull-ups • 10 Air Squats
Ablauf:	AMRAP: So viele Runden wie möglich in 10min Gesamtzeit

Tag 2 – Mittwoch
WOD 2:

Kategorie: K	
Übungen:	• Maximum Push-ups
Ablauf:	4 Runden, 90s Pause zwischen den Runden – Mache in jeder Runde so viele Push-ups wie möglich und notiere die Gesamtsumme der Wiederholungen

Tag 3 – Freitag
WOD 3:

Kategorie: A	
Übungen:	• 200m Laufen • 50m Sprinten • 150m Gehen
Ablauf:	4 Runden

NEUE ÜBUNGEN IN WOCHE 2
Pull-ups

Greife eine Klimmzugstange mit beiden Händen etwas weiter als schulterbreit auseinander, wobei die Handflächen vom eigenen Körper weg zeigen. In der Ausgangsposition sollten die Arme im Ellenbogen etwas gebeugt sein, damit die Muskeln unter Spannung bleiben.

So wird das gesamte Körpergewicht nicht vom Gelenk, sondern von den Muskeln getragen.

Um nun eine Wiederholung technisch sauber auszuführen ist es wichtig, die Schulterblätter bewusst zueinander zu bewegen, wodurch sich die Schultern zurückziehen und der Oberkörper aufrichtet.

Schaue nun geradeaus und versuche dich durch die Beugung der Arme hochzuziehen, bis dein Kinn über der Klimmzugstange ist. Anschließend lässt du dich kontrolliert absenken und stoppst die Bewegung, wenn deine Ellenbogen noch ein wenig gebeugt sind.

Solltest du noch keine saubere Wiederholung schaffen, mach einfach „Negativ-Wiederholungen". Hierbei springst du, während du dich an der Klimmzugstange festhältst, so hoch, dass dein Kinn oberhalb der Stange ist.

Anschließend lässt du dich kontrolliert und so langsam wie möglich zu Boden absinken.

Nach wenigen Wochen wirst du von den Negativ-Wiederholungen zu regulären Pull-ups wechseln können.

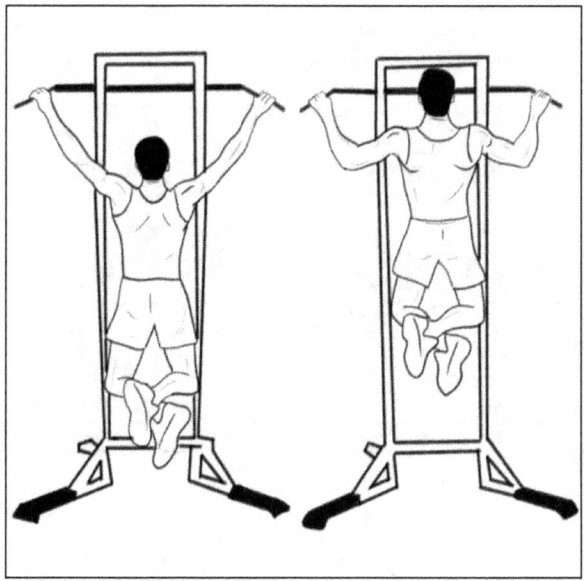

Abbildung 4 - Pull-ups

WOCHE 3

Tag	Mo	Di	Mi	Do	Fr	Sa	So
Workout	1		2		3		
Kategorie	K A	--	K	--	A	--	--

Tag 1 – Montag

WOD 1:

Kategorie: K/A	
Übungen:	• 200m Laufen • 10 Air Squats • 10 Push-ups
Ablauf:	5 Runden, 90s Pause zwischen den Runden

Tag 2 – Mittwoch

WOD 2:

Kategorie: K	
Übungen:	• 5 Push-ups • 5 Benchpress (1/2 Körpergewicht) • 10 Air Squats
Ablauf:	AMRAP: So viele Runden wie möglich in 10min Gesamtdauer

Tag 3 – Freitag

WOD 3:

Kategorie: A	
Übungen:	• 200m Laufen • 50m Sprinten • 150m Gehen
Ablauf:	5 Runden

NEUE ÜBUNGEN IN WOCHE 3

Benchpress

Benchpress, oder auch Bankdrücken genannt, ist eine der Standard-Übungen im Fitnesstraining. Man kann sie sowohl mit Kurz- als auch mit Langhanteln durchführen.

Das Bankdrücken trainiert vor allem die Brustmuskulatur, aber auch Anteile der Schultermuskulatur und den Armstrecker (M. trizeps brachii).

Bei der Bewegungsausführung ist darauf zu achten, das Gewicht kontrolliert und gleichmäßig abzusenken bzw. hochzudrücken.

Eine Langhantel sollte mit beiden Händen in einem Abstand von ungefähr 60cm gegriffen werden.

Eine Wiederholung ist nur komplett, wenn man die Langhantel kurz vor das eigene Brustbein abgesenkt hat.

Die Streckung im Arm sollte in der Endposition immer so gewählt werden, dass die Ellenbogen noch leicht gebeugt sind, damit die Spannung immer auf der Muskulatur bleibt.

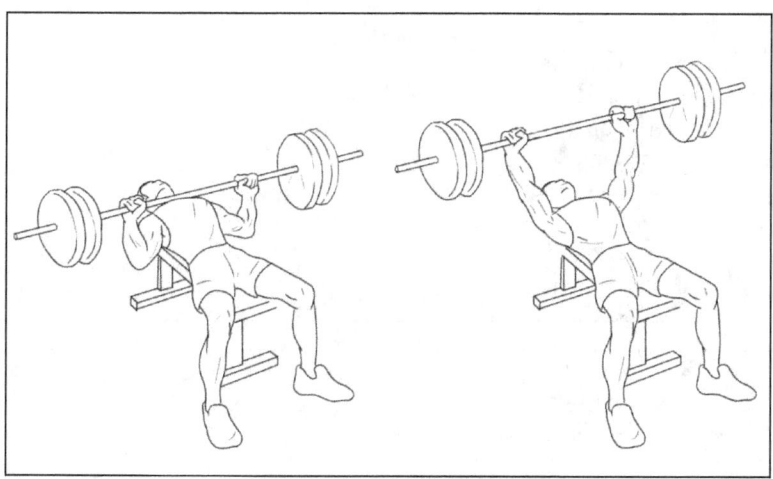

Abbildung 5 - Benchpress

WOCHE 4

Tag	Mo	Di	Mi	Do	Fr	Sa	So
Workout	1		2		3		
Kategorie	K A	--	K	--	A	--	--

Tag 1 – Montag
WOD 1:

Kategorie: K/A	
Übungen:	<ul><li>200m Laufen</li><li>Maximum Push-ups</li></ul>
Ablauf:	4 Runden, 90s Pause zwischen den Runden

Tag 2 – Mittwoch
WOD 2:

Kategorie: K	
Übungen:	<ul><li>25 Push-ups</li><li>10 Pull-ups</li><li>50 Air Squats</li><li>2min Plank</li></ul>
Ablauf:	auf Zeit, Pause nach Bedarf

Tag 3 – Freitag
WOD 3:

Kategorie: A	
Übungen:	<ul><li>200m Laufen</li><li>100m Sprinten</li></ul>
Ablauf:	4 Runden

NEUE ÜBUNGEN IN WOCHE 4

Plank

Der Plank wird auch manchmal als Unterarmstütz bezeichnet. Man nimmt dabei die Push-up Position ein und stützt sich anschließend auf die Unterarme.

Dabei ist darauf zu achten, dass die Ellenbogen so auf dem Boden positioniert werden, dass sie in einer senkrechten Linie mit dem Schultergelenk sind. Versuche auch darauf zu achten, dein Gesäß nicht nach unten einfallen zu lassen, sondern eine saubere Linie vom Sprunggelenk bis in das Schultergelenk beizubehalten.

Um diese Übung etwas zu vereinfachen, kann man auch in der Push-up Position bleiben und sich, statt auf den Unterarmen, auf den Händen abstützen, wie in der Ausgangsposition des Push-ups.

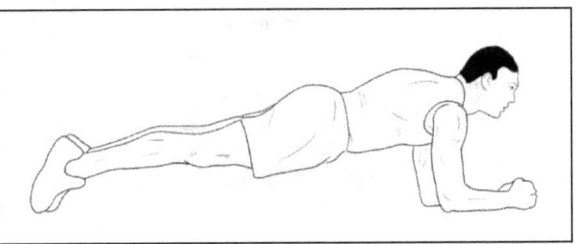

Abbildung 6 - Plank

WOCHE 5

Tag	Mo	Di	Mi	Do	Fr	Sa	So
Workout	1		2		3		
Kategorie	K/A	--	K	--	A	--	--

Tag 1 – Montag
WOD 1:

Kategorie: K/A	
Übungen:	• 200m Laufen • Maximum Dauer Planks
Ablauf:	4 Runden, 60s Pause zwischen den Runden

Tag 2 – Mittwoch
WOD 2:

Kategorie: K	
Übungen:	• 5min Lunges • 5min Air Squats • 5min Benchpress (1/2 Körpergewicht)
Ablauf:	So viele Wiederholungen wie möglich in der vorgegebenen Zeit, Pause nach Bedarf, 90s Pause zwischen den beiden Übungen

Tag 3 – Freitag
WOD 3:

Kategorie: A	
Übungen:	• 1000m Laufen • 100m Gehen
Ablauf:	4 Runden, auf Zeit

NEUE ÜBUNGEN IN WOCHE 5

Lunge (alternierend)

Bei einem Lunge macht man einen Ausfallschritt nach vorne und beugt das vordere Knie dabei soweit, dass das hintere fast den Boden berührt. Anschließend streckt man das vordere Bein wieder und löst den Ausfallschritt nach hinten auf.

Darauf wiederholt man die Bewegung mit dem anderen Bein.

Auch hierbei solltest du darauf achten, dass die Knie nie vollständig durchgedrückt sind und dass sie beim Ausfallschritt nicht über die Fußspitzen hinausragen.

Wenn in der Folge von einem Lunge gesprochen wird, ist immer ein alternierender Lunge gemeint, was bedeutet, es wird immer abwechselnd mit dem rechten und dem linken Bein eine Wiederholung ausgeführt.

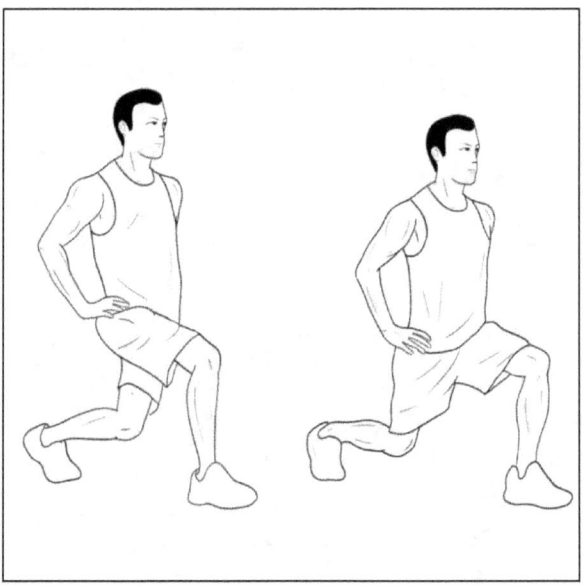

Abbildung 7 - Lunge (alternierend)

WOCHE 6

Tag	Mo	Di	Mi	Do	Fr	Sa	So
Workout	1		2		3		
Kategorie	K A	--	K	--	A	--	--

Tag 1 – Montag
WOD 1:

Kategorie: K/A	
Übungen:	• 100m Laufen • 10 Push-ups • 15 Air Squats
Ablauf:	5 Runden, 60s Pause zwischen den Runden

Tag 2 – Mittwoch
WOD 2:

Kategorie: K	
Übungen:	• 30s Plank • 10 Crunches • 5 Push-ups
Ablauf:	4 Runden, 60s Pause zwischen den Runden

Tag 3 – Freitag
WOD 3:

Kategorie: A	
Übungen:	• 5000m Laufen
Ablauf:	auf Zeit

Crunches

Der Begriff „Crunch" wird manchmal auch synonym zum Begriff „Sit-up" verwendet.

Man liegt hierbei auf dem Boden, die Fersen werden ca. 30cm vor dem Gesäß auf dem Boden abgesetzt. Um eine Wiederholung sauber auszuführen, wird nun bei geradem Rücken und angespanntem Bauch das Brustbein in Richtung Knie bewegt.

Eine Wiederholung ist abgeschlossen, wenn man einen Winkel von ca. 45° erreicht hat.

Die Arme können bei Bedarf ausgestreckt werden. Da das den Hebel verlängert, wird damit die Übung intensiver. Sollte dies zu Beginn noch zu intensiv sein, ist es auch möglich, die Arme hinter dem Kopf zu verschränken.

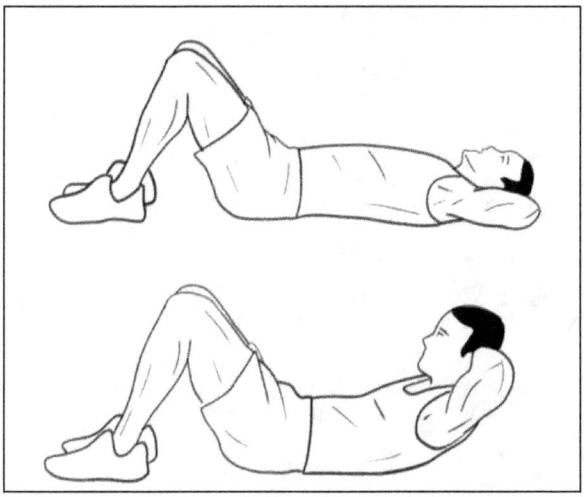

Abbildung 8 - Crunch

WOCHE 7

Tag	Mo	Di	Mi	Do	Fr	Sa	So
Workout	1		2		3		
Kategorie	K A	--	K	--	K A	--	--

Tag 1 – Montag
WOD 1:

Kategorie: K/A	
Übungen:	• 2min Jump Rope (Double Jump) • 15 Benchpress (1/2 Körpergewicht) • 15 Air Squats
Ablauf:	3 Runden, 90s Pause zwischen den Runden

Tag 2 – Mittwoch
WOD 2:

Kategorie: K	
Übungen:	• 10 Crunches • 5 Push-ups • 2 Pull-ups • 10 Air Squats
Ablauf:	4 Runden, 90s Pause zwischen den Runden

Tag 3 – Freitag
WOD 3:

Kategorie: K/A	
Übungen:	• 3000m Laufen • Alle 3min 10 Push-ups
Ablauf:	auf Zeit

NEUE ÜBUNGEN IN WOCHE 7

Jump Rope (Double Jump – Double unders)

Für diese Übung benötigt man ein Springseil, alternativ kann man sie aber auch ohne Seil machen und einfach auf der Stelle auf und ab springen.

Versuche beim Standard-Sprung, dem Double Jump, mit beiden Füßen auf und ab zu springen. Die Füße sind dabei geschlossen, die Knie immer leicht gebeugt und im Sprunggelenk stellt sich eine leicht federnde Bewegung ein.

Zu Beginn wird diese Übung noch etwas unrund aussehen, aber wenn du sie häufiger wiederholst, wird sie von ganz alleine ökonomischer.

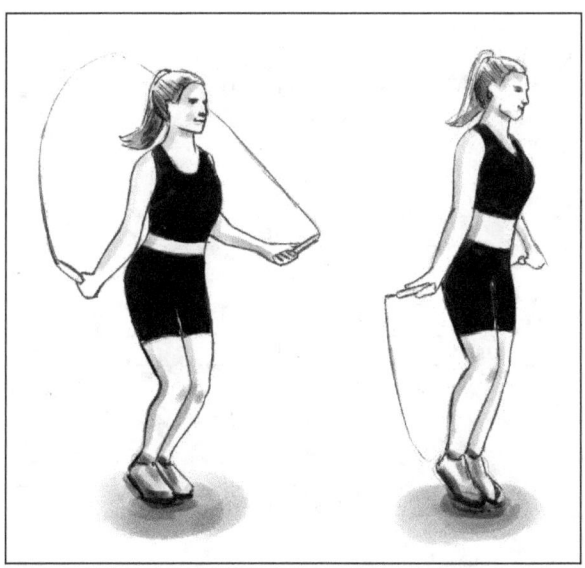

Abbildung 9 - Jump Rope (Double Jump)

Woche 8

Tag	Mo	Di	Mi	Do	Fr	Sa	So
Workout	1		2		3		
Kategorie	K A	--	K	--	A	--	--

Tag 1 – Montag
WOD 1:

Kategorie: K/A	
Übungen:	• 5min Jump Rope (Double Jump) • Maximum Pull-ups
Ablauf:	3 Runden, 60s Pause zwischen den Runden

Tag 2 – Mittwoch
WOD 2:

Kategorie: K	
Übungen:	• 20 Crunches • 2x10 Lunges (10 pro Seite) • 10 Overhead Squats (1/3 Körpergewicht)
Ablauf:	4 Runden, 90s Pause zwischen den Runden

Tag 3 – Freitag
WOD 3:

Kategorie: A	
Übungen:	• 100m Sprint • 300m Gehen
Ablauf:	5 Runden

NEUE ÜBUNGEN IN WOCHE 8

Overhead Squat

Der Overhead Squat funktioniert so ähnlich wie der Air Squat.

Zusätzlich wird allerdings eine Langhantel (auch Kurzhanteln möglich) über dem Kopf ausgestreckt. Die Arme sollten dabei im Ellenbogen leicht gebeugt werden und die Griffweite der Hände ist so zu wählen, dass in etwa ein Abstand von 60cm zwischen den Händen entsteht.

Da bei dieser Übung quasi Squats mit Extragewicht trainiert werden, ist es umso wichtiger, auf einen geraden Rücken und eine saubere Technik im Knie- und Hüftgelenk zu achten.

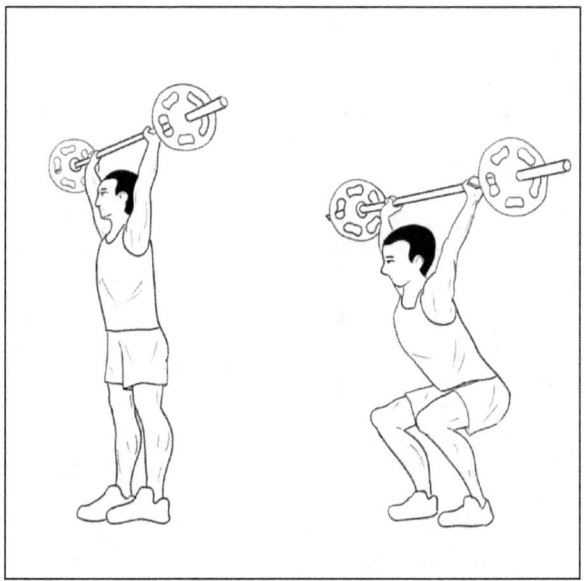

Abbildung 10 - Overhead Squats

Tag	Mo	Di	Mi	Do	Fr	Sa	So
Workout	1		2		3		
Kategorie	K/A	--	K	--	A	--	--

Tag 1 – Montag
WOD 1:

Kategorie: K/A	
Übungen:	• 20 Air Squats • 10 Burpees • 10 Push-ups
Ablauf:	3 Runden, 60s Pause zwischen den Runden

Tag 2 – Mittwoch
WOD 2:

Kategorie: K	
Übungen:	• 20 Overhead Squats (1/3 Körpergewicht) • 20 Benchpress (1/3 Körpergewicht) • Maximum Pull-ups
Ablauf:	3 Runden, 90s Pause zwischen den Runden

Tag 3 – Freitag
WOD 3:

Kategorie: A	
Übungen:	• 1000m Laufen • 200m Gehen
Ablauf:	5 Runden = 6km Gesamtstecke

Burpee

Der Burpee ist eine Ganzkörperübung, die so komplex ist, dass sie sehr stark das Herz-Kreislauf-System fordert und dadurch als Ausdauerübung zu betrachten ist.

In der Ausgangsposition steht man aufrecht, bei schulterbreit auseinander positionierten Füßen und leicht gebeugten Knien. Nun senkt man sich, wie bei einem negativen Squat, in die Hocke ab.

Sobald die Hände den Boden berühren können, springt man mit beiden Beinen nach hinten in die Plank Position. Sobald man dort angekommen ist, springt man mit beiden Beinen wieder nach vorne in die Hocke.

Zuletzt führt man aus der Hocke noch einen Jump Squat aus und steht wieder aufrecht in der Ausgangsposition.

Bei der gesamten Bewegungsabfolge ist es wichtig, die Körperspannung aktiv zu halten und vor allem beim Sprung in die Plank Position nicht mit dem Becken nach unten „einzubrechen".

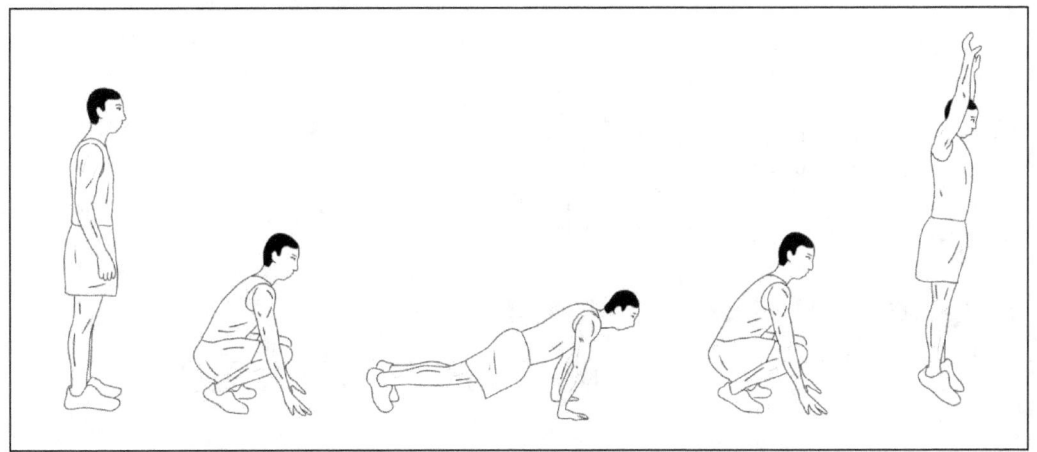

Abbildung 11 - Burpees

Tag	Mo	Di	Mi	Do	Fr	Sa	So
Workout	1		2		3		
Kategorie	K	--	K	--	K A	--	--

Tag 1 – Montag
WOD 1:

Kategorie: K	
Übungen:	• 15 Air Squats • Maximum Pull-ups • Maximum Push-ups
Ablauf:	3 Runden, 60s Pause zwischen den Runden

Tag 2 – Mittwoch
WOD 2:

Kategorie: K	
Übungen:	• 10 Overhead Squats (1/3 Körpergewicht) • 30s Plank • 10 Benchpress (1/3 Körpergewicht)
Ablauf:	4 Runden, 90s Pause zwischen den Runden

Tag 3 – Freitag
WOD 3:

Kategorie: K/A	
Übungen:	• 1000m Laufen • 10 Wall Ball
Ablauf:	3 Runden

NEUE ÜBUNGEN IN WOCHE 10

Wall Ball

Die Technik beim Wall Ball entspricht in etwa der beim Air Squat.

Gerader Rücken und eine saubere Form im Knie- und Hüftgelenk sind zu beachten. Zusätzlich kommt nun noch ein koordinativer Anspruch hinzu, weil der Ball so hoch wie möglich gegen eine Wand gestoßen werden soll.

Beim Abfangen des Balls ist darauf zu achten, die Knie leicht gebeugt zu halten und den Ball mit einer federnden Bewegung aufzunehmen.

Es kann auch hilfreich sein, sich eine Markierung an einer Wand zu befestigen, um die eigenen Fortschritte zu messen.

Nutze bei dieser Übung einen Ball, dessen Gewicht für dich herausfordernd ist, bei dem du aber jederzeit eine saubere Technik beibehalten kannst.

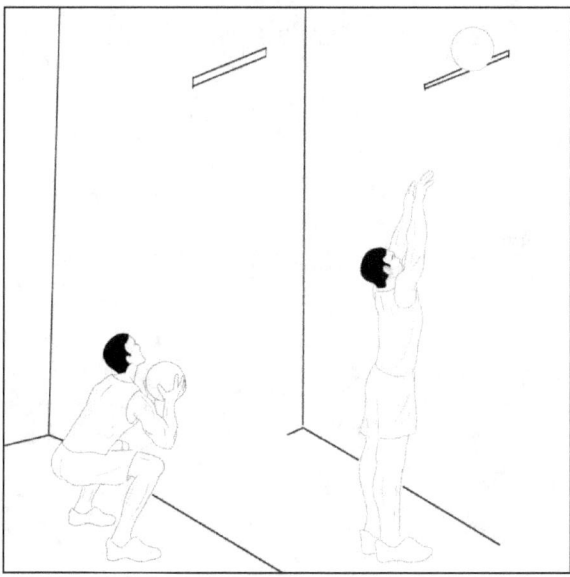

Abbildung 12 - Wall Ball

WOCHE 11

Tag	Mo	Di	Mi	Do	Fr	Sa	So
Workout	1		2		3		
Kategorie	K A	--	K	--	K A	--	--

Tag 1 – Montag
WOD 1:

Kategorie: K/A	
Übungen:	• 50 Jumping Jacks • 10 Push-ups • 20 Air Squats
Ablauf:	3 Runden, 90s Pause zwischen den Runden

Tag 2 – Mittwoch
WOD 2:

Kategorie: K	
Übungen:	• 20 Crunches • 20 Lunges (alternierend)
Ablauf:	5 Runden, 60s Pause zwischen den Runden

Tag 3 – Freitag
WOD 3:

Kategorie: K/A	
Übungen:	• 400m Laufen • 10 Wall Ball
Ablauf:	6 Runden

NEUE ÜBUNGEN IN WOCHE 11

Jumping Jacks

Der Jumping Jack ist nichts anderes als ein „Hampelmann". Die Ausgangsposition ist die neutrale Grundstellung.

Aus dieser neutralen Position heraus springt man mit beiden Beinen zur jeweiligen Seite in einen Spreizstand und schlägt die Hände, simultan mit der Beinbewegung, über dem Kopf zusammen.

Anschließend kehrt man durch einen weiteren Sprung wieder in die Ausgangsposition zurück.

Aufgrund der komplexen Bewegungsabfolge ist der Jumping Jack, ebenso wie der Burpee, eher als Ausdauerübung zu betrachten.

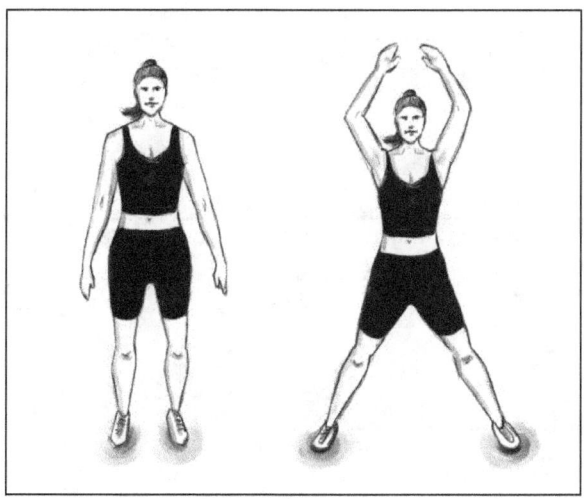

Abbildung 13- Jumping Jacks

WOCHE 12

Tag	Mo	Di	Mi	Do	Fr	Sa	So
Workout	1		2		3		
Kategorie	K A	--	K	--	K A	--	--

Tag 1 – Montag
WOD 1:

Kategorie: K/A	
Übungen:	• 50 Jumping Jacks • 10 Push-ups • 20 Air Squats
Ablauf:	3 Runden, 90s Pause zwischen den Runden

Tag 2 – Mittwoch
WOD 2:

Kategorie: K	
Übungen:	• 10 Deadlift (1/2 Körpergewicht) • 20 Benchpress (1/2 Körpergewicht)
Ablauf:	3 Runden, 60s Pause zwischen den Runden

Tag 3 – Freitag
WOD 3:

Kategorie: K/A	
Übungen:	• 100m Sprinten • 6 Wall Ball
Ablauf:	10 Runden

NEUE ÜBUNGEN IN WOCHE 12

Deadlift

Für einen Deadlift nutzt man in der Regel eine Langhantel. Doch auch Kurzhanteln können alternativ verwendet werden.

In der Ausgangsposition ruht das Gewicht auf dem Boden („totes Gewicht"). Mit geradem Rücken wird nun der gesamte Körper aufgerichtet, während man die Langhantel in einem Abstand von ca. 60cm mit den Händen greift.

Dabei ist darauf zu achten, dass die Knie nicht über die Fußspitzen hinausragen und nach vorne gerichtet sind.

Es kann helfen, die korrekte Technik auszuführen, wenn man seinen Blick während der gesamten Bewegung nach vorne und geradeaus richtet.

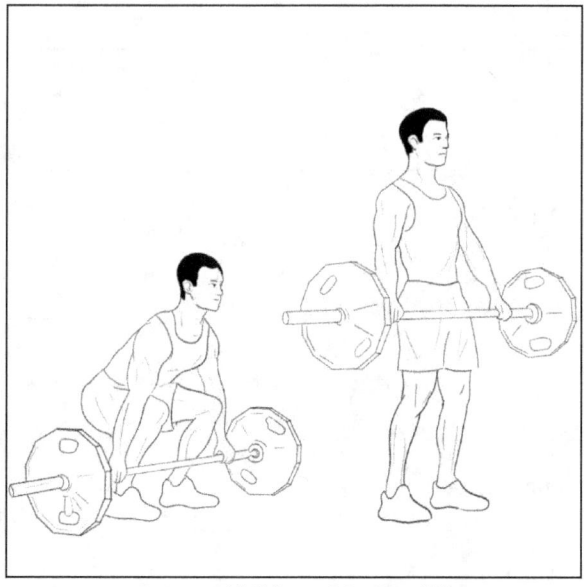

Abbildung 14 - Deadlift

WOCHE 13

Tag	Mo	Di	Mi	Do	Fr	Sa	So
Workout	1		2		3		
Kategorie	K	--	K	--	K A	--	--

Tag 1 – Montag
WOD 1:

Kategorie: K	
Übungen:	• 30s Plank • 10 Push-ups • 2x30s Side Plank • 20 Air Squats
Ablauf:	3 Runden, 90s Pause zwischen den Runden

Tag 2 – Mittwoch
WOD 2:

Kategorie: K	
Übungen:	• 10 Deadlift (1/2 Körpergewicht) • 20 Benchpress (1/2 Körpergewicht) • 6 Overhead Squat (1/2 Körpergewicht)
Ablauf:	3 Runden, 60s Pause zwischen den Runden

Tag 3 – Freitag
WOD 3:

Kategorie: K/A	
Übungen:	• 50 Jumping Jacks • 10 Wall Ball • 10 Burpees • 10 Wall Ball
Ablauf:	3 Runden

NEUE ÜBUNGEN IN WOCHE 13

Side-Plank

Im Gegensatz zum Standard Plank wird beim Side-Plank der Fokus mehr auf die seitliche Coremuskulatur gelegt. Das Prinzip bleibt aber dasselbe.

Statt in den Unterarmstütz zu gehen, nimmt man einfach eine Seitstütz-Position ein. Der Side-Plank ist im Prinzip einfach um ca. 90° zum normalen Unterarmstütz verdreht. Dabei stützt man sich lediglich auf einem Unterarm ab.

Auch hier ist wieder darauf zu achten, möglichst eine Linie vom Sprung- bis ins Schultergelenk zu erzeugen und statisch zu halten.

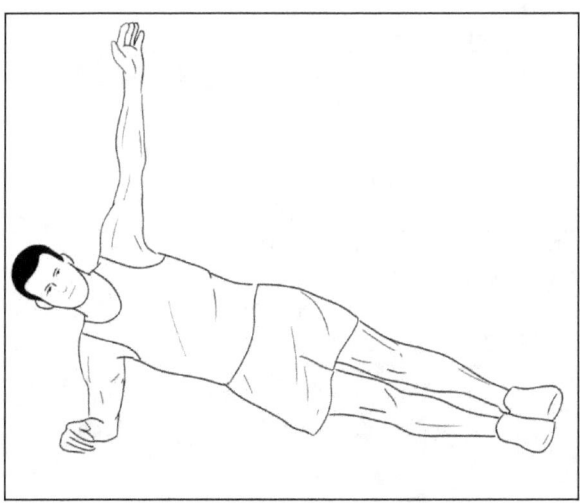

Abbildung 15 - Side Plank

WOCHE 14

Tag	Mo	Di	Mi	Do	Fr	Sa	So
Workout	1		2		3		
Kategorie	K A	--	K	--	K A	--	--

Tag 1 – Montag
WOD 1:

Kategorie: K/A	
Übungen:	• 30s Plank • 100m Sprint • 2x30s Side Plank • 100m Sprint
Ablauf:	4 Runden

Tag 2 – Mittwoch
WOD 2:

Kategorie: K	
Übungen:	• 10 Deadlift (1/2 Körpergewicht) • 20 Benchpress (1/2 Körpergewicht) • 6 Overhead Squat (1/2 Körpergewicht) • 20 Crunches
Ablauf:	3 Runden, 60s Pause zwischen den Runden

Tag 3 – Freitag
WOD 3:

Kategorie: K/A	
Übungen:	• 50 Jumping Jacks • 5 Box Jumps
Ablauf:	4 Runden, 60s Pause zwischen den Runden

Box Jump

Der Box Jump kann individuell eingestellt werden. Je nach Leistungsgrad kann man eine höhere oder niedrigere Box benutzen.

Der Bewegungsablauf ähnelt dem des Jump Squats, mit dem Unterschied, dass man auf eine Box springt statt in die Luft.

Beim Herabspringen von der Box sollte der Körper mit einer leicht federnden Bewegung im Sprung- und Kniegelenk abgefangen werden.

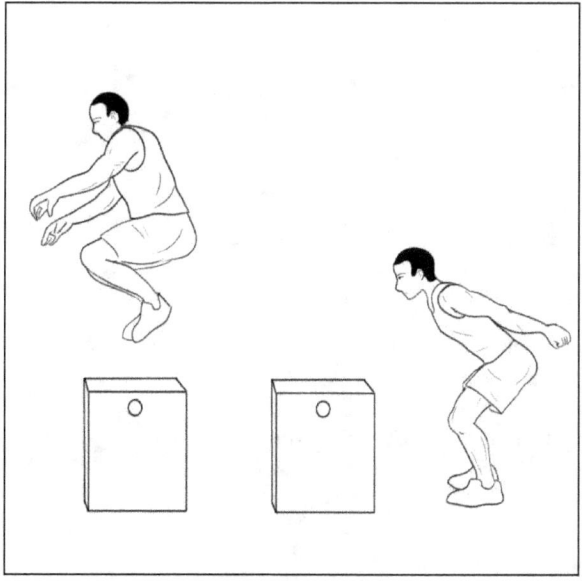

Abbildung 16 - Box Jump

WOCHE 15

Tag	Mo	Di	Mi	Do	Fr	Sa	So
Workout	1		2		3		
Kategorie	K A	--	K	--	K A	--	--

Tag 1 – Montag
WOD 1:

Kategorie: K/A	
Übungen:	• 30s Plank • 100m Sprinten • 2x30s Side Plank • 100m Sprinten • 20 Crunches • 400m Laufen
Ablauf:	3 Runden

Tag 2 – Mittwoch
WOD 2:

Kategorie: K	
Übungen:	• 10 Deadlift (1/2 Körpergewicht) • 30s Plank • 20 Benchpress (1/2 Körpergewicht) • 15 Crunches • 10 Jump Squats
Ablauf:	3 Runden, 60s Pause zwischen den Runden

Tag 3 – Freitag
WOD 3:

Kategorie: K/A	
Übungen:	• 15 Jumping Jacks • 5 Box Jumps • 10 Burpees
Ablauf:	4 Runden, 60s Pause zwischen den Runden

Neue Übungen in Woche 15

Jump Squats

Jump Squats funktionieren fast genauso wie Air Squats, nur dass man sie explosiver ausführt.

Nachdem man den Köper abgesenkt hat, generiert man so viel Kraft beim Aufrichten, dass man mit den Füßen vom Boden abhebt und nahezu gestreckt und senkrecht in die Luft springt.

Anschließend fängt man sich mit einer leicht federnden Bewegung im Knie- und Sprunggelenk wieder kontrolliert auf dem Boden ab.

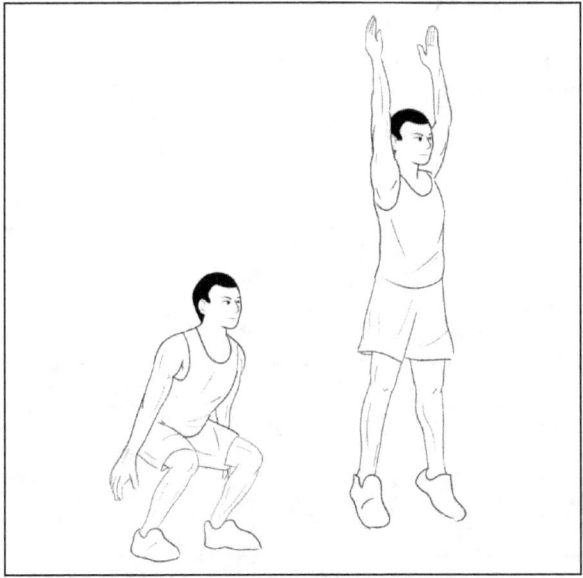

Abbildung 17- Jump Squats

Tag	Mo	Di	Mi	Do	Fr	Sa	So
Workout	1		2		3		
Kategorie	K/A	--	K/A	--	K/A	--	--

Tag 1 – Montag
WOD 1:

Kategorie: K/A	
Übungen:	• 10 Push-ups • 100m Sprinten • 10 Jump Squats • 100m Sprinten • 5 Pull-ups • 100m Sprinten
Ablauf:	3 Runden

Tag 2 – Mittwoch
WOD 2:

Kategorie: K/A	
Übungen:	• 10 Deadlift (1/2 Körpergewicht) • 25 Jumping Jacks • 20 Benchpress (1/2 Körpergewicht) • 10 Burpees
Ablauf:	3 Runden, 60s Pause zwischen den Runden

Tag 3 – Freitag
WOD 3:

Kategorie: K/A	
Übungen:	• 25 Jumping Jacks • 10 Box Jumps • 20 Burpees • 10 Box Jumps • 5.000m Laufen
Ablauf:	auf Zeit

WORKOUTS FÜR INTERMEDIATE (WOCHE 17 - 32)

Die WOD'S für Intermediate sind komplexer als die im Anfängerbereich. Solltest du vorher noch nie konsequent trainiert haben, empfehle ich dir deshalb mit den Workouts für Anfänger einzusteigen.

Wer bereits Vorerfahrung mit anderen Trainingssystemen hat, findet hier im Intermediatebereich herausfordernde und progressive Workouts.

Die Trainingshäufigkeit wird nun auf 4 Tage pro Woche gesteigert. Hinzu kommen weitere Übungen und intensivere Umfänge.

Trainiere maximal 2 Tage hintereinander und füge dann einen Pausentag zur Regeneration ein. Idealerweise trainierst du Montag + Dienstag und Freitag + Samstag.

Während des Techniktrainings solltest du neben den neuen Übungen auch alle Übungen trainieren, die du noch nicht komplett beherrschst.

WOCHE 17

Tag	Mo	Di	Mi	Do	Fr	Sa	So
Workout	1	2			3	4	
Kategorie	K	K	--	--	K	A	--
	A				A		

Tag 1 – Montag
WOD 1:

Kategorie: K/A	
Übungen:	• 10 Push-ups • 20 High knees • 10 Jump Squats • 20 High knees
Ablauf:	3 Runden, auf Zeit

Tag 2 – Dienstag
WOD 2:

Kategorie: K	
Übungen:	• 10 Deadlift (1/2 Körpergewicht) • 20 Benchpress (1/2 Körpergewicht) • Max. Pull-ups • 20 Crunches
Ablauf:	3 Runden, auf Zeit

Tag 3 – Freitag
WOD 3:

Kategorie: K/A	
Übungen:	• 25 Jumping Jacks • 10 Box Jumps • 20 Burpees • 10 Box Jumps • 50 High knees
Ablauf:	2 Runden, auf Zeit

Tag 4 – Samstag
WOD 4:

Kategorie: A	
Übungen:	• 5.000m Laufen
Ablauf:	auf Zeit

NEUE ÜBUNGEN IN WOCHE 17

High knees

High knees sind als Ausdauerübung zu verstehen. Sie trainieren also in erster Linie das Herz-Kreislaufsystem.

Hierbei hebt man einfach abwechselnd und so schnell wie möglich die Knie an. Dabei sollte man sie bei jeder Wiederholung bis zur Hüfthöhe anheben, bevor man sie wieder absenkt.

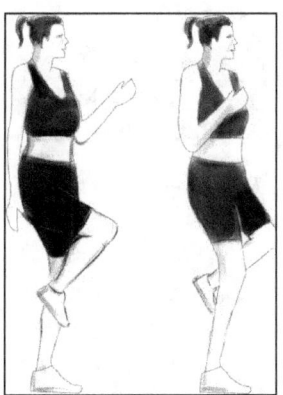

Abbildung 18 - High knees

WOCHE 18

Tag	Mo	Di	Mi	Do	Fr	Sa	So
Workout	1	2			3	4	
Kategorie	K A	K	--	--	K A	A	--

Tag 1 – Montag
WOD 1:

Kategorie: K/A	
Übungen:	• 10 Push-ups • 20 High knees • 10 Jump Squats • 20 High knees • 20 Crunches • 20 High knees
Ablauf:	3 Runden, auf Zeit

Tag 2 – Dienstag
WOD 2:

Kategorie: K	
Übungen:	• 10 Deadlift (1/2 Körpergewicht) • 2x30s Side Plank • 20 Benchpress (1/2 Körpergewicht) • Max. Pull-ups • 1min Plank
Ablauf:	3 Runden, auf Zeit

Tag 3 – Freitag
WOD 3:

Kategorie: K/A	
Übungen:	• 25 Jumping Jacks • 10 Box Jumps • 20 Crunches • 10 Box Jumps • 50 High knees
Ablauf:	2 Runden, auf Zeit

Tag 4 – Samstag
WOD 4:

Kategorie: A	
Übungen:	• 10.000m Laufen
Ablauf:	auf Zeit

WOCHE 19

Tag	Mo	Di	Mi	Do	Fr	Sa	So
Workout	1	2			3	4	
Kategorie	K A	K	--	--	K A	A	--

Tag 1 – Montag
WOD 1:

Kategorie: K/A	
Übungen:	• 400m Run • 15 Pull-ups • 50 Air Squats • 15 Pull-ups
Ablauf:	3 Runden, auf Zeit

Tag 2 – Dienstag
WOD 2:

Kategorie: K	
Übungen:	• 10 Clean (1/3 Körpergewicht) • 20 Push-ups • 20 Crunches • 20 Air Squats
Ablauf:	3 Runden, auf Zeit

Tag 3 – Freitag
WOD 3:

Kategorie: K/A	
Übungen:	• 100 Jump Rope (Double Jump) • 50 Push-ups • 25 Pull-ups • 5min Plank
Ablauf:	auf Zeit

Tag 4 – Samstag
WOD 4:

Kategorie: A	
Übungen:	• 100m Sprint • 100m Gehen
Ablauf:	8 Runden, auf Zeit

Clean

Der Clean ist eine komplexe Übung, welche viele Teilbewegungen miteinander kombiniert.

In der ersten Phase der Bewegung macht man einen Deadlift. Danach zieht man das Gewicht zunächst durch die Nackenmuskulatur und die Wadenmuskulatur gleichzeitig nach oben. In der nächsten Phase der Bewegung hebt man das Gewicht mit der Armmuskulatur bis auf Schulterhöhe und geht anschließend in die Hocke, wie beim Squat. Abgeschlossen wird die Bewegung, indem man das Gewicht wieder zu Boden senkt und in die Ausgangsposition zurückkehrt.

Während der gesamten Bewegung ist auf einen geraden Rücken zu achten. Wenn man seinen Blick gerade ausrichtet, erhält man meist automatisch einen korrekt ausgerichteten Rücken.

Darüber hinaus sind dieselben Dinge zu beachten wie beim Deadlift und beim Squat. Also konzentriere dich auch auf deine Knie und halte eine allgemeine Körperspannung aufrecht.

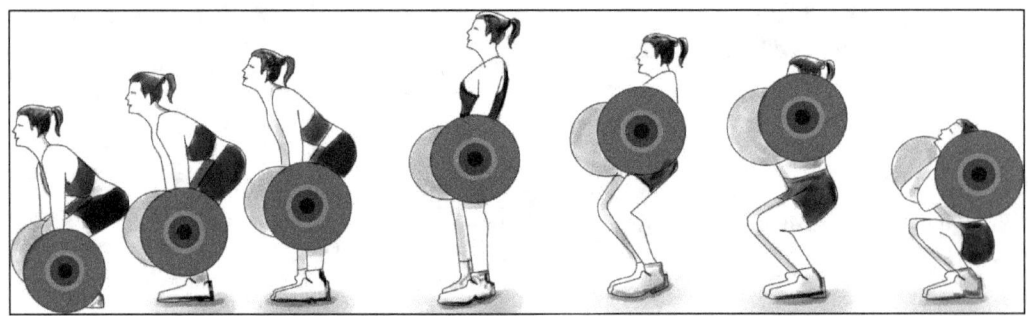

Abbildung 19 – Clean

WOCHE 20

Tag	Mo	Di	Mi	Do	Fr	Sa	So
Workout	1	2			3	4	
Kategorie	K/A	K	--	--	K/A	A	--

Tag 1 – Montag
WOD 1:

Kategorie: K/A	
Übungen:	• 400m Run • 20 Lunges • 20 Wall Ball • 10 Push-ups
Ablauf:	3 Runden, auf Zeit

Tag 2 – Dienstag
WOD 2:

Kategorie: K	
Übungen:	• 10 Clean (1/3 Körpergewicht) • 20 Push-ups • 10 Thruster (1/3 Körpergewicht) • 20 Crunches
Ablauf:	4 Runden, auf Zeit

Tag 3 – Freitag
WOD 3:

Kategorie: K/A	
Übungen:	• 100 Jump Rope (Double Jump) • 100 Air Squats • 100 Crunches • 100 High knees
Ablauf:	auf Zeit

Tag 4 – Samstag
WOD 4:

Kategorie: A	
Übungen:	• 50m Sprint • 150m Gehen
Ablauf:	10 Runden, auf Zeit

NEUE ÜBUNGEN IN WOCHE 20
Thruster

Beim Thruster kombiniert man die Squat-Bewegung mit dem Schulterdrücken.

In der Ausgangsposition steht man schulterbreit und hält die Langhantel auf Schulterhöhe. Nun senkt man sich wie beim Squat in die Hocke ab. Beim Aufrichten aus der Hocke stößt man nun die Langhantel nach oben.

Bei der gesamten Bewegung ist darauf zu achten, den Rücken gerade zu halten und die Knie immer hinter den Fußspitzen zu positionieren.

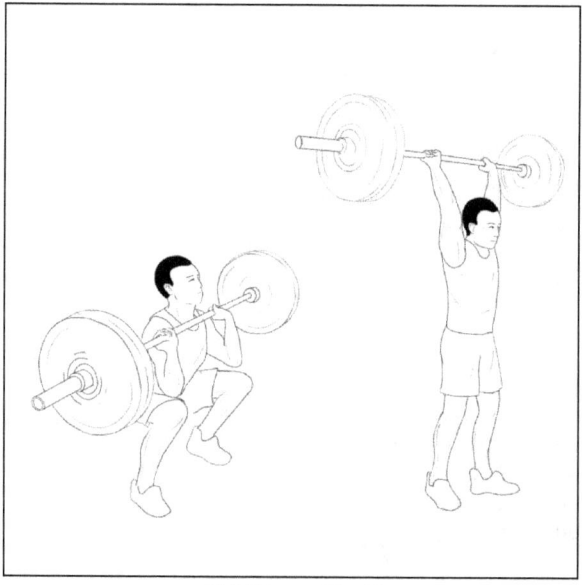

Abbildung 20 - Thruster

WOCHE 21

Tag	Mo	Di	Mi	Do	Fr	Sa	So
Workout	1	2			3	4	
Kategorie	K A	K	--	--	K A	A	--

Tag 1 – Montag
WOD 1:

Kategorie: K/A	
Übungen:	• Tabata Sprints • Tabata Air Squats
Ablauf:	8 Runden, 20s Belastung/ 10s Pause Mache zuerst 8 Runden Sprints und danach 8 Runden Squats

Tag 2 – Dienstag
WOD 2:

Kategorie: K	
Übungen:	• 10 Clean (1/3 Körpergewicht) • 1min Plank • 10 Thruster (1/3 Körpergewicht) • 20 Crunches • 10 Snatches (1/3 Körpergewicht)
Ablauf:	3 Runden, auf Zeit

Tag 3 – Freitag
WOD 3:

Kategorie: K/A	
Übungen:	• 100 Jump Rope (Double Jump) • 100 Air Squats • 100 High knees • 100 Lunges
Ablauf:	auf Zeit

Tag 4 – Samstag
WOD 4:

Kategorie: A	
Übungen:	• 400m Lauf • 10 Burpees
Ablauf:	5 Runden, auf Zeit

NEUE ÜBUNGEN IN WOCHE 21
Snatch
Der Snatch ist eine sehr komplexe Übung und kombiniert mehrere Teilbewegungen.

Zunächst macht man eine Deadlift-Bewegung. Anschließend hebt man das Gewicht auf Schulterhöhe und lässt sich mit einer federnden Bewegung in die Hocke absinken. Der Snatch kombiniert also Deadlift und Overhead Squat.

Bei der Technik sind daher genau auf dieselben Dinge zu achten wie bei diesen Teilbewegungen.

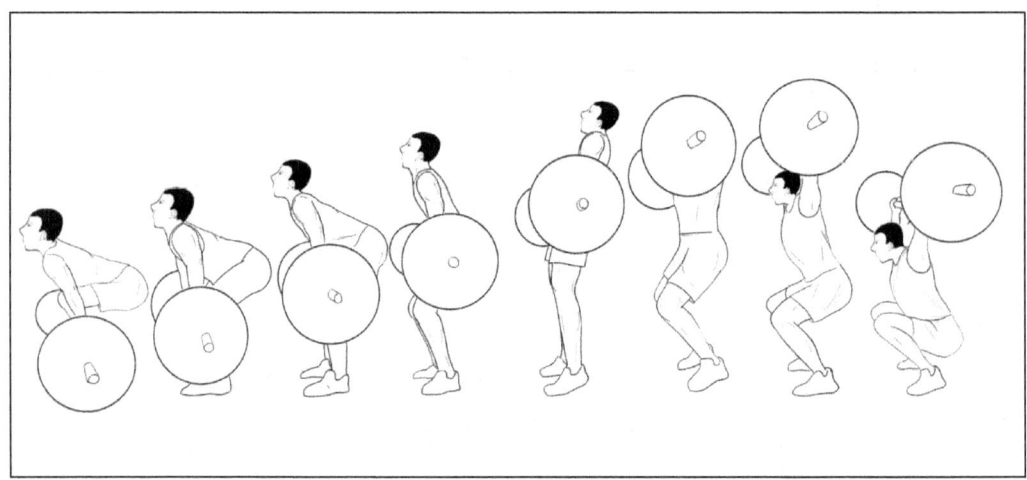

Abbildung 21 - Snatch

WOCHE 22

Tag	Mo	Di	Mi	Do	Fr	Sa	So
Workout	1	2			3	4	
Kategorie	K A	K	--	--	K A	A	--

Tag 1 – Montag
WOD 1:

Kategorie: K/A	
Übungen:	• Tabata Hill Sprints • Tabata Push-ups
Ablauf:	8 Runden, 20s Belastung/ 10s Pause Mache zuerst 8 Runden Hill Sprints und danach 8 Runden Push-ups Suche dir einen Berg aus mit einer für dich passenden Steigung, während der Erholung gehst du einfach 10s

Tag 2 – Dienstag
WOD 2:

Kategorie: K	
Übungen:	• 10 Clean (1/3 Körpergewicht) • 10 Thruster (1/3 Körpergewicht) • 10 Snatches (1/3 Körpergewicht) • 10 Clean and Jerk (1/3 Körpergewicht)
Ablauf:	3 Runden, auf Zeit

Tag 3 – Freitag
WOD 3:

Kategorie: K/A	
Übungen:	• 5 Burpees • 5 Wall Ball • 5 Push-ups • 5 Crunches • 5 Jumping Jacks
Ablauf:	AMRAP: So viele Runden wie möglich in einer Gesamtdauer von 15min

Tag 4 – Samstag
WOD 4:

Kategorie: A	
Übungen:	• 400m Lauf • 50 High knees
Ablauf:	5 Runden, auf Zeit

NEUE ÜBUNGEN IN WOCHE 22

Clean and Jerk

Auf einen Clean folgt jetzt noch ein sogenannter Jerk.

Hierbei richtet man sich aus der Hocke (nach dem Clean) auf und stößt anschließend das Gewicht nach oben, während man gleichzeitig einen Ausfallschritt mit einem Bein nach vorne macht.

Bei jeder Wiederholung sollte man den Ausfallschritt mit einem anderen Bein machen, um beide Seiten gleichermaßen zu trainieren.

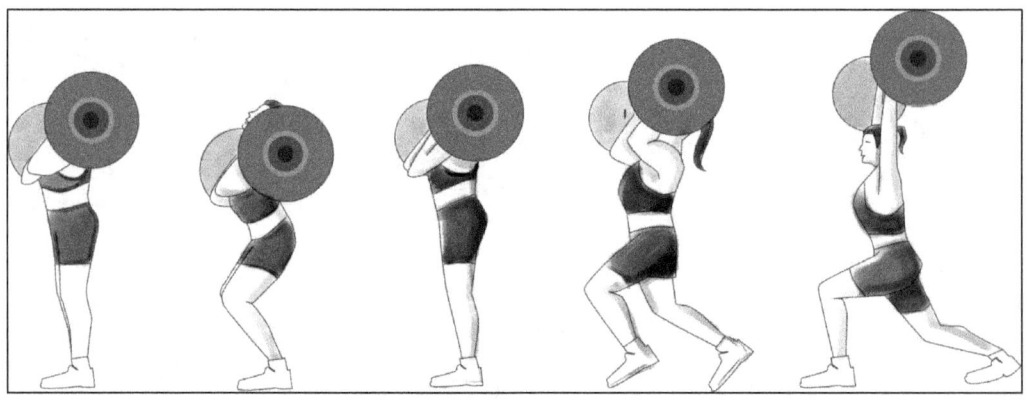

Abbildung 22 - Jerk

WOCHE 23

Tag	Mo	Di	Mi	Do	Fr	Sa	So
Workout	1	2			3	4	
Kategorie	K A	K	--	--	K A	A	--

Tag 1 – Montag
WOD 1:

Kategorie: K/A	
Übungen:	• Tabata Hill Sprints • Tabata Lunges
Ablauf:	8 Runden, 20s Belastung/ 10s Pause Mache zuerst 8 Runden Hill Sprints und danach 8 Runden Lunges Suche dir einen Berg aus mit einer für dich passenden Steigung, während der Erholung gehst du einfach 10s

Tag 2 – Dienstag
WOD 2:

Kategorie: K	
Übungen:	• 30s Kettlebell Swing (Gewicht nach Wahl) • 30s Benchpress (1/2 Körpergewicht) • 30s Clean and Jerk (1/2 Körpergewicht)
Ablauf:	3 Runden, So viele Wiederholungen wie möglich, 30s Pause zwischen den Runden

Tag 3 – Freitag
WOD 3:

Kategorie: K/A	
Übungen:	• Burpees • Crunches
Ablauf:	10-9-8-7-6-5-4-3-2-1 Wiederholungen, auf Zeit

Tag 4 – Samstag
WOD 4:

Kategorie: A	
Übungen:	• 50m Sprint • 50m Gehen • 100m Sprint • 100m Gehen • 200m Sprint • 200m Gehen • 400m Laufen
Ablauf:	3 Runden, auf Zeit

NEUE ÜBUNGEN IN WOCHE 23

Kettlebell Swing

Solltest du keinen Kettlebell zur Verfügung haben kannst Du die Übung auch alternativ mit einer Kurzhantel machen.

Bei dieser Übung solltest Du umso mehr auf einen geraden Rücken achten, da hier mit Schwung gearbeitet wird. Das Gewicht wird daher nicht immer voll kontrolliert, wodurch es bei einer unsauberen Technik zu Problemen kommen kann.

In der Ausgangsposition ist man in der Hocke und das Gewicht hängt zwischen den Beinen. Nun richtet man sich auf und schwingt das Gewicht bei fast komplett gestreckten Armen in einem Bogen über die Schulterhöhe hinaus. Sobald die Schwingbewegung wieder automatisch nach unten führt, senkt man sich wieder in die Hocke ab und befindet sich erneut in der Ausgangsposition.

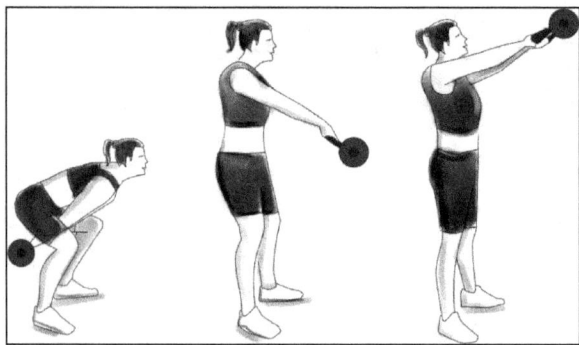

Abbildung 23 - Kettlebell Swing

WOCHE 24

Tag	Mo	Di	Mi	Do	Fr	Sa	So
Workout	1	2			3	4	
Kategorie	K A	K	--	--	K A	A	--

Tag 1 – Montag
WOD 1:

Kategorie: K/A	
Übungen:	• 7 Burpees • 7 Crunches • 7 Jumping Jacks
Ablauf:	7 Runden, auf Zeit

Tag 2 – Dienstag
WOD 2:

Kategorie: K	
Übungen:	• 10 Kettlebell Swing • 10 Clean and Jerk • 10 Benchpress • 10 Deadlift
Ablauf:	3 Runden, auf Zeit, Gewicht nach Wahl

Tag 3 – Freitag
WOD 3:

Kategorie: K/A	
Übungen:	• 1000m Run • 5 Push-ups • 10 Air Squats • 20 Crunches
Ablauf:	1000m Lauf und alle 100m Push-ups, Air Squats und Crunches ausführen auf Zeit

Tag 4 – Samstag
WOD 4:

Kategorie: A	
Übungen:	• 5.000m Lauf
Ablauf:	2 Runden, auf Zeit Die zweite Runde muss schneller sein als die erste

WOCHE 25

Tag	Mo	Di	Mi	Do	Fr	Sa	So
Workout	1	2			3	4	
Kategorie	K A	K	--	--	K A	A	--

Tag 1 – Montag
WOD 1:

Kategorie: K/A	
Übungen:	• Burpees • Crunches • Jumping Jacks • Push-ups
Ablauf:	10-9-8-7-6-5-4-3-2-1 Wiederholungen, auf Zeit

Tag 2 – Dienstag
WOD 2:

Kategorie: K	
Übungen:	• 10 Kettlebell Swing • 10 Clean and Jerk • 10 Benchpress • 10 Thruster
Ablauf:	3 Runden, auf Zeit, Gewicht nach Wahl

Tag 3 – Freitag
WOD 3:

Kategorie: K/A	
Übungen:	• 100m Sprint • 10 Kettlebell Swing
Ablauf:	5 Runden, auf Zeit

Tag 4 – Samstag
WOD 4:

Kategorie: A	
Übungen:	• 200 Burpees
Ablauf:	auf Zeit

WOCHE 26

Tag	Mo	Di	Mi	Do	Fr	Sa	So
Workout	1	2			3	4	
Kategorie	K A	K	--	--	K A	A	--

Tag 1 – Montag
WOD 1:

Kategorie: K/A	
Übungen:	• 10 Box Jumps • 10 Push-ups • 1min Plank • 20 Jumping Jacks
Ablauf:	AMRAP: So viele Runden wie möglich in einer Gesamtzeit von 10min

Tag 2 – Dienstag
WOD 2:

Kategorie: K	
Übungen:	• 6 Kettlebell Swing • 6 Clean and Jerk
Ablauf:	6 Runden, auf Zeit, Gewicht nach Wahl

Tag 3 – Freitag
WOD 3:

Kategorie: K/A	
Übungen:	• 100m Sprint • 10 Kettlebell Swing • 100m Sprint • 10 Clean and Jerk
Ablauf:	5 Runden, auf Zeit

Tag 4 – Samstag
WOD 4:

Kategorie: A	
Übungen:	• 500 High knees • 2.000m Lauf
Ablauf:	auf Zeit

WOCHE 27

Tag	Mo	Di	Mi	Do	Fr	Sa	So
Workout	1	2			3	4	
Kategorie	K	K	--	--	K	A	--
	A				A		

Tag 1 – Montag
WOD 1:

Kategorie: K/A	
Übungen:	• 10 Ring Dips • 10 Kettlebell Swing (Gewicht nach Wahl) • 5 Pull-ups
Ablauf:	AMRAP: So viele Runden wie möglich in einer Gesamtzeit von 10min

Tag 2 – Dienstag
WOD 2:

Kategorie: K	
Übungen:	• Benchpress (Körpergewicht) • Deadlift (Körpergewicht) • Thruster (Gewicht nach Wahl)
Ablauf:	1-2-3-4-5-6-7-8-9-10 Wiederholungen, auf Zeit

Tag 3 – Freitag
WOD 3:

Kategorie: K/A	
Übungen:	• 5 Burpees • 5 Push-ups • 5 Jumping Jacks • 5 Crunches
Ablauf:	AMRAP: So viele Runden wie möglich in einer Gesamtzeit von 10min

Tag 4 – Samstag
WOD 4:

Kategorie: A	
Übungen:	• Burpees • High knees • Jumping Jacks
Ablauf:	1-2-3-4-5-6-7-8-9-10 Wiederholungen, auf Zeit

NEUE ÜBUNGEN IN WOCHE 27

Ring Dips

Falls Du keine Ringe zur Verfügung hast kannst Du die Dips auch an einer Dip-Maschine machen oder starre Dip-Bars bzw. ein Geländer verwenden.

Beim Ring Dip sind die Arme in der Ausgangsposition leicht im Ellenbogen gebeugt. Nun senkt man sich ab, bis ein Winkel von ca. 90° im Ellenbogen entsteht. Wenn man Ringe verwendet, kann man während des Absenkens diese leicht rotieren, so dass die Handflächen teilweise nach hinten zeigen.

Wichtig ist bei dieser Übung die komplette Körperspannung. Auch im Bauch muss eine zitternde Kontraktion spürbar sein.

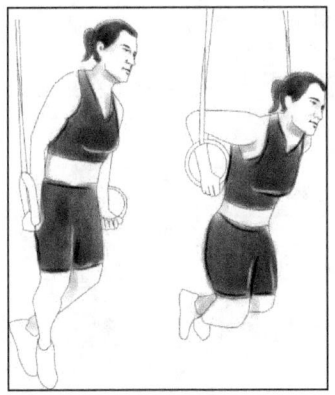

Abbildung 24 - Ring Dips

WOCHE 28

Tag	Mo	Di	Mi	Do	Fr	Sa	So
Workout	1	2			3	4	
Kategorie	K A	K	--	--	K A	A	--

Tag 1 – Montag
WOD 1:

Kategorie: K/A	
Übungen:	• 200m Sprint • 25 Push-ups
Ablauf:	3 Runden, auf Zeit

Tag 2 – Dienstag
WOD 2:

Kategorie: K	
Übungen:	• Benchpress (Körpergewicht) • Deadlift (Körpergewicht) • Thruster (Gewicht nach Wahl) • Overhead Squat (Gewicht nach Wahl)
Ablauf:	1-2-3-4-5-6-7-8-9-10 Wiederholungen, auf Zeit

Tag 3 – Freitag
WOD 3:

Kategorie: K/A	
Übungen:	• 5 Burpees • 5 Push-ups • 5 Jumping Jacks • 5 Crunches • 5 Wall Ball
Ablauf:	10 Runden, auf Zeit

Tag 4 – Samstag
WOD 4:

Kategorie: A	
Übungen:	• Tabata Sprints • Tabata High knees
Ablauf:	8 Runden, 20s Belastung/ 10s Pause Mache zuerst 8 Runden Sprints und danach 8 Runden High knees

Tag	Mo	Di	Mi	Do	Fr	Sa	So
Workout	1	2			3	4	
Kategorie	K A	K	--	--	K A	A	--

Tag 1 – Montag

WOD 1:

Kategorie: K/A	
Übungen:	• 2 Pistol Squats (pro Seite) • 10 Air Squats • 10 Burpees • 10 Lunges • 20 Jumping Jacks
Ablauf:	3 Runden, auf Zeit

Tag 2 – Dienstag

WOD 2:

Kategorie: K	
Übungen:	• 20 Benchpress (Körpergewicht) • 20 Push-ups • 20 Overhead Squat (Gewicht nach Wahl) • 20 Air Squats
Ablauf:	3 Runden, auf Zeit

Tag 3 – Freitag

WOD 3:

Kategorie: K/A	
Übungen:	• 250 Wall Ball • 100 Burpees
Ablauf:	auf Zeit

Tag 4 – Samstag

WOD 4:

Kategorie: A	
Übungen:	• Tabata Jumping Jacks • Tabata High knees • Tabata Sprints
Ablauf:	8 Runden, 20s Belastung/ 10s Pause Mache zuerst 8 Runden Jumping Jacks, danach 8 Runden High knees und danach 8 Runden Sprints

Pistol Squat

Der Pistol Squat ist nichts anderes als ein einbeiniger Squat. Zunächst wird es wahrscheinlich für dich schwierig sein, die Balance zu halten, während du dich absenkst. Eine Möglichkeit, den Pistol Squat zu lernen, ist, sich mit einem Bein auf einen Stuhl zu setzen und auch nur mit einem Bein wieder aufzustehen.

Nach und nach kannst du dich auf immer tiefere Stühle oder Bänke setzen. Mit der Zeit wirst du dann keine Ablagefläche mehr benötigen und schaffst einen freien Pistol Squat.

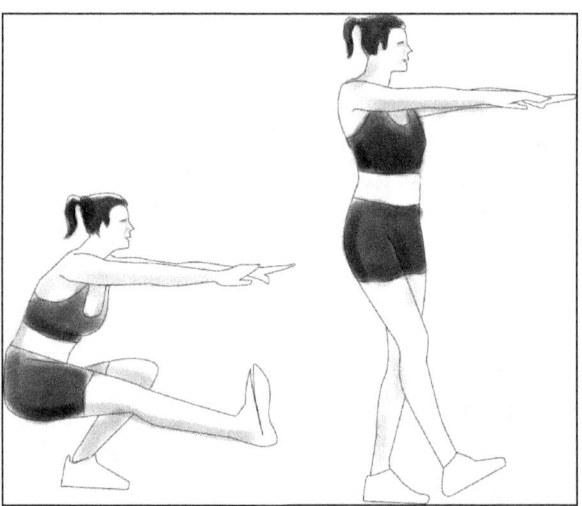

Abbildung 25 - Pistol

WOCHE 30

Tag	Mo	Di	Mi	Do	Fr	Sa	So
Workout	1	2			3	4	
Kategorie	K/A	K	--	--	K/A	A	--

Tag 1 – Montag
WOD 1:

Kategorie: K/A	
Übungen:	• 20 Pistol Squats • 100 Air Squats • 200 Jumping Jacks
Ablauf:	auf Zeit

Tag 2 – Dienstag
WOD 2:

Kategorie: K	
Übungen:	• 200 Clean and Jerk (Gewicht nach Wahl)
Ablauf:	auf Zeit

Tag 3 – Freitag
WOD 3:

Kategorie: K/A	
Übungen:	• 250 Wall Ball • 100 Burpees • 250 Jump Squats
Ablauf:	auf Zeit

Tag 4 – Samstag
WOD 4:

Kategorie: A	
Übungen:	• Tabata Jumping Jacks • Tabata High knees • Tabata Sprints • Tabata Burpees
Ablauf:	8 Runden, 20s Belastung/ 10s Pause Mache zuerst 8 Runden Jumping Jacks, danach 8 Runden High knees, danach 8 Runden Sprints und danach 8 Runden Burpees

WOCHE 31

Tag	Mo	Di	Mi	Do	Fr	Sa	So
Workout	1	2			3	4	
Kategorie	K A	K	--	--	K A	A	--

Tag 1 – Montag
WOD 1:

Kategorie: K/A	
Übungen:	• Max. Pistol Squats (pro Seite) • Max. Handstand Push-ups • 5.000m Lauf
Ablauf:	2 Runden, auf Zeit

Tag 2 – Dienstag
WOD 2:

Kategorie: K	
Übungen:	• 100 Thruster • 100 Kettlebell Swing
Ablauf:	auf Zeit, Gewicht nach Wahl

Tag 3 – Freitag
WOD 3:

Kategorie: K/A	
Übungen:	• 250 Wall Ball • 100 Burpees • 250 Jump Squats • 100 High knees
Ablauf:	auf Zeit

Tag 4 – Samstag
WOD 4:

Kategorie: A	
Übungen:	• Sprint • 30s Pause
Ablauf:	10m – 20m – 30m – 40m - 50m – 60m – 70m – 80m – 90m – 100m – 150m – 200m – 400m Nach jeder Sprintdistanz 30s Pause einlegen, auf Zeit

Neue Übungen in Woche 31
Handstand Push-up

Einen Handstand Push-up solltest du zunächst mit einer Wand oder einem Partner als Hilfsmittel machen. Versuche zuerst Vertrauen in die Position zu bekommen und dich in ihr sicher zu fühlen.

Sobald du einen Handstand gegen eine Wand halten kannst, senkst du dich in Richtung Boden ab, indem du deine Arme beugst. Anschließend streckst du sie einfach wieder.

Je enger die Arme hier beieinander sind, desto schwerer wird die Übung, da die Arme so einen umso weiteren Weg zurücklegen können.

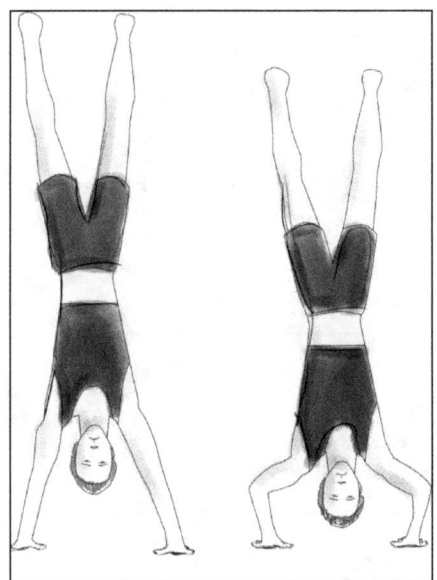

Abbildung 26 - Handstand Push-up

Tag	Mo	Di	Mi	Do	Fr	Sa	So
Workout	1	2			3	4	
Kategorie	K A	K	--	--	K A	A	--

Tag 1 – Montag

WOD 1:

Kategorie: K/A	
Übungen:	• Max. Pistol Squats (pro Seite) • Max. Handstand Push-ups • 400m Lauf
Ablauf:	5 Runden, auf Zeit

Tag 2 – Dienstag

WOD 2:

Kategorie: K	
Übungen:	• 100 Thruster • 100 Kettlebell Swing • 100 Clean and Jerk
Ablauf:	auf Zeit, Gewicht nach Wahl

Tag 3 – Freitag

WOD 3:

Kategorie: K/A	
Übungen:	• 250 Wall Ball • 100 Burpees • 250 Jump Squats • 100 High knees • 250 Lunges
Ablauf:	auf Zeit

Tag 4 – Samstag

WOD 4:

Kategorie: A	
Übungen:	• Lauf • 60s Pause
Ablauf:	100m – 200m – 300m – 400m - 500m – 600m – 700m – 800m – 900m – 1000m – 2000m Nach jeder Laufdistanz 60s Pause einlegen, auf Zeit

WORKOUTS FÜR FORTGESCHRITTENE (WOCHE 33 - 52)

In die fortgeschrittenen Workouts sollte man nur einsteigen, wenn man vorher konsequent trainiert hat. Viele der folgenden WOD'S sind sehr intensiv und können für Untrainierte überfordernd sein.

Wer allerdings die letzten knapp 30 Wochen diszipliniert und regelmäßig die Hanteln geschwungen hat, findet in diesem Kapitel die sogenannten Benchmark-WOD'S.

Diese sind jedem Cross Training Athleten bekannt und werden in nahezu allen Boxen trainiert.

Mit den Benchmark-WOD'S bekommst du nicht nur fordernde Workouts, sondern auch einen guten Maßstab für deine eigene Leistungsfähigkeit.

Die WOD'S sind in diesem Kapitel so organisiert, dass auch sie jede Woche progressiv schwieriger werden und dich Stück für Stück zum eigentlichen Benchmark-WOD hinleiten.

Ab sofort erhöht sich auch die Trainingshäufigkeit auf 5 Tage pro Woche. 3 Tage jeder Woche sind den Benchmark WOD'S gewidmet, ein Tag enthält ausdauerfokussierte WOD'S und ein Tag konzentriert sich auf Technik- und Kraft-Workouts.

Versuche maximal an 3 Tagen hintereinander zu trainieren und lege anschließend einen Ruhetag zur Erholung ein.

Tag	Mo	Di	Mi	Do	Fr	Sa	So
Workout	1	2	3		4	5	
Kategorie	B	K	B	--	B	A	--

Tag 1 – Montag
WOD 1: Benchmark – „Angie" (Woche 1)

Kategorie: B	
Übungen:	• 25 Pull-ups • 25 Push-ups • 25 Crunches • 25 Air Squats
Ablauf:	auf Zeit Alle Wiederholungen einer Übung sollten zuerst beendet werden, bevor man mit der nächsten Übung beginnt

Tag 2 – Dienstag
WOD 2: Technik

Kategorie: K	
Übungen:	• 20 Thruster • 20 Overhead Squat
Ablauf:	4 Runden, achte auf eine saubere Technik, Gewicht nach Wahl, keine zeitliche Vorgabe

Tag 3 – Mittwoch
WOD 3: Benchmark – „Barbara" (Woche 1)

Kategorie: B	
Übungen:	• 5 Pull-ups • 10 Push-ups • 15 Crunches • 20 Air Squats
Ablauf:	5 Runden, auf Zeit

Tag 4 – Freitag
WOD 4: Benchmark – „Chelsea" (Woche 1)

Kategorie: B	
Übungen:	• 3 Pull-ups • 5 Push-ups • 10 Air Squats
Ablauf:	Jede Minute alle 3 Übungen für insgesamt 10min

Tag 5 – Samstag
WOD 5:

Kategorie: A	
Übungen:	• Jump Rope (Double Jump)
Ablauf:	20min Gesamtzeit, so viele Wiederholungen wie möglich

Tag	Mo	Di	Mi	Do	Fr	Sa	So
Workout	1	2	3		4	5	
Kategorie	B	K	B	--	B	A	--

Tag 1 – Montag
WOD 1: Benchmark – „Angie" (Woche 2)

Kategorie: B	
Übungen:	• 50 Pull-ups • 50 Push-ups • 50 Crunches • 50 Air Squats
Ablauf:	auf Zeit Alle Wiederholungen einer Übung sollten zuerst beendet werden, bevor man mit der nächsten Übung beginnt

Tag 2 – Dienstag
WOD 2: Technik

Kategorie: K	
Übungen:	• 20 Thruster • 20 Overhead Squat • 20 Clean and Jerk
Ablauf:	4 Runden, achte auf eine saubere Technik, Gewicht nach Wahl, keine zeitliche Vorgabe

Tag 3 – Mittwoch
WOD 3: Benchmark – „Barbara" (Woche 2)

Kategorie: B	
Übungen:	• 10 Pull-ups • 20 Push-ups • 30 Crunches • 40 Air Squats
Ablauf:	5 Runden, auf Zeit

Tag 4 – Freitag
WOD 4: Benchmark – „Chelsea" (Woche 2)

Kategorie: B	
Übungen:	• 5 Pull-ups • 10 Push-ups • 15 Air Squats
Ablauf:	Jede Minute alle 3 Übungen für insgesamt 15min

Tag 5 – Samstag
WOD 5:

Kategorie: A	
Übungen:	• Jump Rope (Double Jump)
Ablauf:	30min Gesamtzeit, so viele Wiederholungen wie möglich

WOCHE 35

Tag	Mo	Di	Mi	Do	Fr	Sa	So
Workout	1	2	3		4	5	
Kategorie	B	K	B	--	B	A	--

Tag 1 – Montag
WOD 1: Benchmark – „Angie" (Woche 3)

Kategorie: B	
Übungen:	• 100 Pull-ups • 100 Push-ups • 100 Crunches • 100 Air Squats
Ablauf:	auf Zeit Alle Wiederholungen einer Übung sollten zuerst beendet werden, bevor man mit der nächsten Übung beginnt

Tag 2 – Dienstag
WOD 2: Technik

Kategorie: K	
Übungen:	• 100 Snatches
Ablauf:	Achte auf eine saubere Technik, Gewicht nach Wahl, keine zeitliche Vorgabe

Tag 3 – Mittwoch
WOD 3: Benchmark – „Barbara" (Woche 3)

Kategorie: B	
Übungen:	• 20 Pull-ups • 30 Push-ups • 40 Crunches • 50 Air Squats
Ablauf:	5 Runden, auf Zeit

Tag 4 – Freitag
WOD 4: Benchmark – „Chelsea" (Woche 3)

Kategorie: B	
Übungen:	• 5 Pull-ups • 10 Push-ups • 15 Air Squats
Ablauf:	Jede Minute alle 3 Übungen für insgesamt 30min

Tag 5 – Samstag
WOD 5:

Kategorie: A	
Übungen:	• Jump Rope (Double Jump)
Ablauf:	40min Gesamtzeit, so viele Wiederholungen wie möglich

WOCHE 36

Tag	Mo	Di	Mi	Do	Fr	Sa	So
Workout	1	2	3		4	5	
Kategorie	B	K	B	--	B	A	--

Tag 1 – Montag
WOD 1: Benchmark – „Cindy" (Woche 1)

Kategorie: B	
Übungen:	• 5 Pull-ups • 10 Push-ups • 15 Air Squats
Ablauf:	AMRAP: So viele Runden wie möglich in einer Gesamtzeit von 10min

Tag 2 – Dienstag
WOD 2: Technik

Kategorie: K	
Übungen:	• 100 Deadlift
Ablauf:	Achte auf eine saubere Technik, Gewicht nach Wahl, keine zeitliche Vorgabe

Tag 3 – Mittwoch
WOD 3: Benchmark – „Diane" (Woche 1)

Kategorie: B	
Übungen:	• Deadlift (mit 50kg) • Handstand Push-ups
Ablauf:	10 – 8 – 6 Wiederholungen, auf Zeit

Tag 4 – Freitag
WOD 4: Benchmark – „Elizabeth" (Woche 1)

Kategorie: B	
Übungen:	• Clean (mit 30kg) • Ring Dips
Ablauf:	10 – 8 – 6 Wiederholungen, auf Zeit

Tag 5 – Samstag
WOD 5:

Kategorie: A	
Übungen:	• 3.000m Lauf
Ablauf:	3 Runden, 2min Pause zwischen den Runden, jede Runde schneller als die vorherige

WOCHE 37

Tag	Mo	Di	Mi	Do	Fr	Sa	So
Workout	1	2	3		4	5	
Kategorie	B	K	B	--	B	A	--

Tag 1 – Montag
WOD 1: Benchmark – „Cindy" (Woche 2)

Kategorie: B	
Übungen:	• 5 Pull-ups • 10 Push-ups • 15 Air Squats
Ablauf:	AMRAP: So viele Runden wie möglich in einer Gesamtzeit von 15min

Tag 2 – Dienstag
WOD 2: Technik

Kategorie: K	
Übungen:	• 100 Kettlebell Swing
Ablauf:	Achte auf eine saubere Technik, Gewicht nach Wahl, keine zeitliche Vorgabe

Tag 3 – Mittwoch
WOD 3: Benchmark – „Diane" (Woche 2)

Kategorie: B	
Übungen:	• Deadlift (mit 100kg) • Handstand Push-ups
Ablauf:	15 – 10 – 5 Wiederholungen, auf Zeit

Tag 4 – Freitag
WOD 4: Benchmark – „Elizabeth" (Woche 2)

Kategorie: B	
Übungen:	• Clean (mit 60kg) • Ring Dips
Ablauf:	15 – 10 – 5 Wiederholungen, auf Zeit

Tag 5 – Samstag
WOD 5:

Kategorie: A	
Übungen:	• 5.000m Lauf
Ablauf:	2 Runden, 5min Pause zwischen den Runden, die zweite Runde schneller als die erste

WOCHE 38

Tag	Mo	Di	Mi	Do	Fr	Sa	So
Workout	1	2	3		4	5	
Kategorie	B	K	B	--	B	A	--

Tag 1 – Montag
WOD 1: Benchmark – „Cindy" (Woche 3)

Kategorie: B	
Übungen:	• 5 Pull-ups • 10 Push-ups • 15 Air Squats
Ablauf:	AMRAP: So viele Runden wie möglich in einer Gesamtzeit von 20min

Tag 2 – Dienstag
WOD 2: Technik

Kategorie: K	
Übungen:	• 200 Wall Ball
Ablauf:	Achte auf eine saubere Technik, Gewicht nach Wahl, keine zeitliche Vorgabe

Tag 3 – Mittwoch
WOD 3: Benchmark – „Diane" (Woche 3)

Kategorie: B	
Übungen:	• Deadlift (mit 100kg) • Handstand Push-ups
Ablauf:	21 – 15 – 9 Wiederholungen, auf Zeit

Tag 4 – Freitag
WOD 4: Benchmark – „Elizabeth" (Woche 3)

Kategorie: B	
Übungen:	• Clean (mit 60kg) • Ring Dips
Ablauf:	21 – 15 – 9 Wiederholungen, auf Zeit

Tag 5 – Samstag
WOD 5:

Kategorie: A	
Übungen:	• 10.000m Lauf
Ablauf:	auf Zeit

WOCHE 39

Tag	Mo	Di	Mi	Do	Fr	Sa	So
Workout	1	2	3		4	5	
Kategorie	B	K	B	--	B	A	--

Tag 1 – Montag
WOD 1: Benchmark – „Fran" (Woche 1)

Kategorie: B	
Übungen:	• Thruster (mit 25kg) • Pull-ups
Ablauf:	15 – 10 – 5 Wiederholungen, auf Zeit

Tag 2 – Dienstag
WOD 2: Technik

Kategorie: K	
Übungen:	• 10 Benchpress • 10 Pull-ups • 10 Overhead Squats
Ablauf:	5 Runden, Pause nach Bedarf, achte weiter auf eine saubere Technik

Tag 3 – Mittwoch
WOD 3: Benchmark – „Grace" (Woche 1)

Kategorie: B	
Übungen:	• 20 Clean and Jerk (mit 30kg)
Ablauf:	auf Zeit

Tag 4 – Freitag
WOD 4: Benchmark – „Isabel" (Woche 1)

Kategorie: B	
Übungen:	• 20 Snatch (mit 30kg)
Ablauf:	auf Zeit

Tag 5 – Samstag
WOD 5:

Kategorie: A	
Übungen:	• 100m Sprint • 300m Laufen
Ablauf:	5 Runden, auf Zeit

Woche 40

Tag	Mo	Di	Mi	Do	Fr	Sa	So
Workout	1	2	3		4	5	
Kategorie	B	K	B	--	B	A	--

Tag 1 – Montag
WOD 1: Benchmark – „Fran" (Woche 2)

Kategorie: B	
Übungen:	• Thruster (mit 40kg) • Pull-ups
Ablauf:	15 – 10 – 5 Wiederholungen, auf Zeit

Tag 2 – Dienstag
WOD 2: Technik

Kategorie: K	
Übungen:	• 10 Push-ups • 10 Pull-ups • 10 Air Squats
Ablauf:	5 Runden, Pause nach Bedarf, achte weiter auf eine saubere Technik

Tag 3 – Mittwoch
WOD 3: Benchmark – „Grace" (Woche 2)

Kategorie: B	
Übungen:	• 20 Clean and Jerk (mit 60kg)
Ablauf:	auf Zeit

Tag 4 – Freitag
WOD 4: Benchmark – „Isabel" (Woche 2)

Kategorie: B	
Übungen:	• 20 Snatch (mit 60kg)
Ablauf:	auf Zeit

Tag 5 – Samstag
WOD 5:

Kategorie: A	
Übungen:	• 200m Sprint • 200m Laufen
Ablauf:	5 Runden, auf Zeit

Woche 41

Tag	Mo	Di	Mi	Do	Fr	Sa	So
Workout	1	2	3		4	5	
Kategorie	B	K	B	--	B	A	--

Tag 1 – Montag
WOD 1: Benchmark – „Fran" (Woche 3)

Kategorie: B	
Übungen:	• Thruster (mit 40kg)
	• Pull-ups
Ablauf:	21 – 15 – 9 Wiederholungen, auf Zeit

Tag 2 – Dienstag
WOD 2: Technik

Kategorie: K	
Übungen:	• 1min Plank
	• 20 Crunches
	• 10 Wall Ball
Ablauf:	5 Runden, Pause nach Bedarf, achte weiter auf eine saubere Technik

Tag 3 – Mittwoch
WOD 3: Benchmark – „Grace" (Woche 3)

Kategorie: B	
Übungen:	• 30 Clean and Jerk (mit 60kg)
Ablauf:	auf Zeit

Tag 4 – Freitag
WOD 4: Benchmark – „Isabel" (Woche 3)

Kategorie: B	
Übungen:	• 30 Snatch (mit 60kg)
Ablauf:	auf Zeit

Tag 5 – Samstag
WOD 5:

Kategorie: A	
Übungen:	• 300m Sprint
	• 100m Laufen
Ablauf:	5 Runden, auf Zeit

WOCHE 42

Tag	Mo	Di	Mi	Do	Fr	Sa	So
Workout	1	2	3		4	5	
Kategorie	B	K	B	--	B	A	--

Tag 1 – Montag
WOD 1: Benchmark – „Karen" (Woche 1)

Kategorie: B	
Übungen:	• 100 Wall Ball (mit 6kg)
Ablauf:	auf Zeit

Tag 2 – Dienstag
WOD 2: Technik

Kategorie: K	
Übungen:	• Max. Pistol Squat • Max. Handstand Push-up
Ablauf:	5 Runden, Pause nach Bedarf, achte weiter auf eine saubere Technik

Tag 3 – Mittwoch
WOD 3: Benchmark – „Linda – 3 Bars of Death" (Woche 1)

Kategorie: B	
Übungen:	• Deadlift (Körpergewicht) • Benchpress (3/4 Körpergewicht) • Clean (1/2 Körpergewicht)
Ablauf:	10-8-6-4-2-1 Wiederholungen, auf Zeit

Tag 4 – Freitag
WOD 4: Benchmark – „Mary" (Woche 1)

Kategorie: B	
Übungen:	• 2 Handstand Push-ups • 2 Pistol Squats (pro Seite) • 5 Pull-ups
Ablauf:	AMRAP: So viele Runden wie möglich in einer Gesamtzeit von 10min

Tag 5 – Samstag
WOD 5:

Kategorie: A	
Übungen:	• 400m Laufen • 60s Pause
Ablauf:	10 Runden, auf Zeit

WOCHE 43

Tag	Mo	Di	Mi	Do	Fr	Sa	So
Workout	1	2	3		4	5	
Kategorie	B	K	B	--	B	A	--

Tag 1 – Montag
WOD 1: Benchmark – „Karen" (Woche 2)

Kategorie: B	
Übungen:	• 100 Wall Ball (mit 8kg)
Ablauf:	auf Zeit

Tag 2 – Dienstag
WOD 2: Technik

Kategorie: K	
Übungen:	• Max. Pistol Squat
	• Max. Handstand Push-up
	• 5 Thruster (Gewicht nach Wahl)
Ablauf:	5 Runden, Pause nach Bedarf, achte weiter auf eine saubere Technik

Tag 3 – Mittwoch
WOD 3: Benchmark – „Linda – 3 Bars of Death" (Woche 2)

Kategorie: B	
Übungen:	• Deadlift (Körpergewicht)
	• Benchpress (3/4 Körpergewicht)
	• Clean (1/2 Körpergewicht)
Ablauf:	10-9-8-7-6-5-4-3-2-1 Wiederholungen, auf Zeit

Tag 4 – Freitag
WOD 4: Benchmark – „Mary" (Woche 2)

Kategorie: B	
Übungen:	• 5 Handstand Push-ups
	• 5 Pistol Squats (pro Seite)
	• 15 Pull-ups
Ablauf:	AMRAP: So viele Runden wie möglich in einer Gesamtzeit von 15min

Tag 5 – Samstag
WOD 5:

Kategorie: A	
Übungen:	• 800m Laufen
	• 60s Pause
Ablauf:	6 Runden, auf Zeit

WOCHE 44

Tag	Mo	Di	Mi	Do	Fr	Sa	So
Workout	1	2	3		4	5	
Kategorie	B	K	B	--	B	A	--

Tag 1 – Montag
WOD 1: Benchmark – „Karen" (Woche 3)

Kategorie: B	
Übungen:	• 150 Wall Ball (mit 8kg)
Ablauf:	auf Zeit

Tag 2 – Dienstag
WOD 2: Technik

Kategorie: K	
Übungen:	• Max. Pistol Squat • 5 Clean and Jerk (Gewicht nach Wahl) • Max. Handstand Push-up • 5 Thruster (Gewicht nach Wahl)
Ablauf:	5 Runden, Pause nach Bedarf, achte weiter auf eine saubere Technik

Tag 3 – Mittwoch
WOD 3: Benchmark – „Linda – 3 Bars of Death" (Woche 3)

Kategorie: B	
Übungen:	• Deadlift (3/2 Körpergewicht) • Benchpress (Körpergewicht) • Clean (3/4 Körpergewicht)
Ablauf:	10-9-8-7-6-5-4-3-2-1 Wiederholungen, auf Zeit

Tag 4 – Freitag
WOD 4: Benchmark – „Mary" (Woche 3)

Kategorie: B	
Übungen:	• 5 Handstand Push-ups • 5 Pistol Squats (pro Seite) • 15 Pull-ups
Ablauf:	AMRAP: So viele Runden wie möglich in einer Gesamtzeit von 20min

Tag 5 – Samstag
WOD 5:

Kategorie: A	
Übungen:	• 1000m Laufen • 60s Pause
Ablauf:	5 Runden, auf Zeit

WOCHE 45

Tag	Mo	Di	Mi	Do	Fr	Sa	So
Workout	1	2	3		4	5	
Kategorie	B	K	B	--	B	A	--

Tag 1 – Montag
WOD 1: Benchmark – „Annie" (Woche 1)

Kategorie: B	
Übungen:	• Jump Rope (Double Jump) • Crunches
Ablauf:	30-20-10-5 Wiederholungen, auf Zeit

Tag 2 – Dienstag
WOD 2: Technik

Kategorie: K	
Übungen:	• Max. Pistol Squat • 5 Clean and Jerk (Gewicht nach Wahl) • Max. Handstand Push-up • 5 Thruster (Gewicht nach Wahl) • 5 Kettlebell Swing (Gewicht nach Wahl)
Ablauf:	5 Runden, Pause nach Bedarf, achte weiter auf eine saubere Technik

Tag 3 – Mittwoch
WOD 3: Benchmark – „Lynne" (Woche 1)

Kategorie: B	
Übungen:	• Max. Benchpress (Körpergewicht) • Max. Pull-ups • 2min Pause
Ablauf:	5 Runden, Maximale Wiederholungszahl

Tag 4 – Freitag
WOD 4: Benchmark – „Helen" (Woche 1)

Kategorie: B	
Übungen:	• 400m Laufen • 10 Kettlebell Swing (ca. 10kg) • 5 Pull-ups
Ablauf:	3 Runden, auf Zeit

Tag 5 – Samstag
WOD 5:

Kategorie: A	
Übungen:	• 10s Uphill Sprint • 50s Pause
Ablauf:	5 Runden, auf Zeit

WOCHE 46

Tag	Mo	Di	Mi	Do	Fr	Sa	So
Workout	1	2	3		4	5	
Kategorie	B	K	B	--	B	A	--

Tag 1 – Montag
WOD 1: Benchmark – „Annie" (Woche 2)

Kategorie: B	
Übungen:	• Jump Rope (Double Jump) • Crunches
Ablauf:	40-30-20-10-5 Wiederholungen, auf Zeit

Tag 2 – Dienstag
WOD 2: Technik

Kategorie: K	
Übungen:	• 10 Snatch (Gewicht nach Wahl)
Ablauf:	5 Runden, Pause nach Bedarf, achte weiter auf eine saubere Technik

Tag 3 – Mittwoch
WOD 3: Benchmark – „Lynne" (Woche 2)

Kategorie: B	
Übungen:	• Max. Benchpress (Körpergewicht) • Max. Pull-ups • 1min Pause
Ablauf:	5 Runden, Maximale Wiederholungszahl

Tag 4 – Freitag
WOD 4: Benchmark – „Helen" (Woche 2)

Kategorie: B	
Übungen:	• 400m Laufen • 10 Kettlebell Swing (ca. 20kg) • 10 Pull-ups
Ablauf:	3 Runden, auf Zeit

Tag 5 – Samstag
WOD 5:

Kategorie: A	
Übungen:	• 20s Uphill Sprint • 40s Pause
Ablauf:	5 Runden, auf Zeit

WOCHE 47

Tag	Mo	Di	Mi	Do	Fr	Sa	So
Workout	1	2	3		4	5	
Kategorie	B	K	B	--	B	A	--

Tag 1 – Montag
WOD 1: Benchmark – „Annie" (Woche 3)

Kategorie: B	
Übungen:	• Jump Rope (Double Jump) • Crunches
Ablauf:	50-40-30-20-10 Wiederholungen, auf Zeit

Tag 2 – Dienstag
WOD 2: Technik

Kategorie: K	
Übungen:	• 10 Snatch (Gewicht nach Wahl) • 10 Box Jump
Ablauf:	5 Runden, Pause nach Bedarf, achte weiter auf eine saubere Technik

Tag 3 – Mittwoch
WOD 3: Benchmark – „Lynne" (Woche 3)

Kategorie: B	
Übungen:	• Max. Benchpress (Körpergewicht) • Max. Pull-ups • 30s Pause
Ablauf:	5 Runden, Maximale Wiederholungszahl

Tag 4 – Freitag
WOD 4: Benchmark – „Helen" (Woche 3)

Kategorie: B	
Übungen:	• 400m Laufen • 21 Kettlebell Swing (ca. 20kg) • 15 Pull-ups
Ablauf:	3 Runden, auf Zeit

Tag 5 – Samstag
WOD 5:

Kategorie: A	
Übungen:	• 30s Uphill Sprint • 30s Pause
Ablauf:	5 Runden, auf Zeit

WOCHE 48

Tag	Mo	Di	Mi	Do	Fr	Sa	So
Workout	1	2	3		4	5	
Kategorie	B	K	B	--	B	A	--

Tag 1 – Montag
WOD 1: Benchmark – „Jackie" (Woche 1)

Kategorie: B	
Übungen:	• 1.000m Row (alternativ: 1.000m Laufen) • 25 Thruster (ca. 12kg) • 20 Pull-ups
Ablauf:	auf Zeit

Tag 2 – Dienstag
WOD 2: Technik

Kategorie: K	
Übungen:	• 10 Snatch (Gewicht nach Wahl) • 10 Box Jump • 10 Overhead Squat (Gewicht nach Wahl)
Ablauf:	5 Runden, Pause nach Bedarf, achte weiter auf eine saubere Technik

Tag 3 – Mittwoch
WOD 3: Benchmark – „Nancy" (Woche 1)

Kategorie: B	
Übungen:	• 400m Laufen • 15 Overhead Squat (ca. 40kg)
Ablauf:	2 Runden, auf Zeit

Tag 4 – Freitag
WOD 4: Benchmark – „Eva" (Woche 1)

Kategorie: B	
Übungen:	• 800m Laufen • 20 Kettlebell Swing (ca. 20kg) • 20 Pull-ups
Ablauf:	3 Runden, auf Zeit

Tag 5 – Samstag
WOD 5:

Kategorie: A	
Übungen:	• 50 Burpees • 100 Jumping Jacks
Ablauf:	auf Zeit

WOCHE 49

Tag	Mo	Di	Mi	Do	Fr	Sa	So
Workout	1	2	3		4	5	
Kategorie	B	K	B	--	B	A	--

Tag 1 – Montag
WOD 1: Benchmark – „Jackie" (Woche 2)

Kategorie: B	
Übungen:	<ul><li>1.000m Row (alternativ: 1.000m Laufen)</li><li>30 Thruster (ca. 18kg)</li><li>20 Pull-ups</li></ul>
Ablauf:	auf Zeit

Tag 2 – Dienstag
WOD 2: Technik

Kategorie: K	
Übungen:	<ul><li>10 Snatch (Gewicht nach Wahl)</li><li>10 Box Jump</li><li>10 Overhead Squat (Gewicht nach Wahl)</li><li>10 Ring Dips</li></ul>
Ablauf:	5 Runden, Pause nach Bedarf, achte weiter auf eine saubere Technik

Tag 3 – Mittwoch
WOD 3: Benchmark – „Nancy" (Woche 2)

Kategorie: B	
Übungen:	<ul><li>400m Laufen</li><li>15 Overhead Squat (ca. 40kg)</li></ul>
Ablauf:	3 Runden, auf Zeit

Tag 4 – Freitag
WOD 4: Benchmark – „Eva" (Woche 2)

Kategorie: B	
Übungen:	<ul><li>800m Laufen</li><li>20 Kettlebell Swing (ca. 30kg)</li><li>30 Pull-ups</li></ul>
Ablauf:	3 Runden, auf Zeit

Tag 5 – Samstag
WOD 5:

Kategorie: A	
Übungen:	<ul><li>5 Burpees</li><li>10 Jumping Jacks</li></ul>
Ablauf:	8 Runden, auf Zeit

Woche 50

Tag	Mo	Di	Mi	Do	Fr	Sa	So
Workout	1	2	3		4	5	
Kategorie	B	K	B	--	B	A	--

Tag 1 – Montag
WOD 1: Benchmark – „Jackie" (Woche 3)

Kategorie: B	
Übungen:	• 1.000m Row (alternativ: 1.000m Laufen) • 50 Thruster (ca. 18kg) • 30 Pull-ups
Ablauf:	auf Zeit

Tag 2 – Dienstag
WOD 2: Technik

Kategorie: K	
Übungen:	• 10 Snatch (Gewicht nach Wahl) • 10 Box Jump • 10 Overhead Squat (Gewicht nach Wahl) • 10 Ring Dips • 10 Thruster (Gewicht nach Wahl)
Ablauf:	5 Runden, Pause nach Bedarf, achte weiter auf eine saubere Technik

Tag 3 – Mittwoch
WOD 3: Benchmark – „Nancy" (Woche 3)

Kategorie: B	
Übungen:	• 400m Laufen • 15 Overhead Squat (ca. 40kg)
Ablauf:	5 Runden, auf Zeit

Tag 4 – Freitag
WOD 4: Benchmark – „Eva" (Woche 3)

Kategorie: B	
Übungen:	• 800m Laufen • 30 Kettlebell Swing (ca. 30kg) • 30 Pull-ups
Ablauf:	5 Runden, auf Zeit

Tag 5 – Samstag
WOD 5:

Kategorie: A	
Übungen:	• 5 Burpees • 10 Jumping Jacks
Ablauf:	10 Runden, auf Zeit

WOCHE 51

Tag	Mo	Di	Mi	Do	Fr	Sa	So
Workout	1	2	3		4	5	
Kategorie	B	B	B	--	B	B	--

Tag 1 – Montag
WOD 1: Benchmark – „Kelly" (Woche 1)

Kategorie: B	
Übungen:	• 400m Laufen • 30 Box Jumps • 30 Wall Ball (ca. 8kg)
Ablauf:	3 Runden, auf Zeit

Tag 2 – Dienstag
WOD 2: Benchmark - „Angie"

Kategorie: B	
Übungen:	• 100 Pull-ups • 100 Push-ups • 100 Crunches • 100 Air Squats
Ablauf:	auf Zeit

Tag 3 – Mittwoch
WOD 3: Benchmark – „Nicole" (Woche 1)

Kategorie: B	
Übungen:	• 400m Laufen • Max. Pull-ups
Ablauf:	AMRAP: So viele Runden wie möglich in einer Gesamtzeit von 10min

Tag 4 – Freitag
WOD 4: Benchmark – „Barbara"

Kategorie: B	
Übungen:	• 20 Pull-ups • 30 Push-ups • 40 Crunches • 50 Air Squats
Ablauf:	5 Runden, auf Zeit

Tag 5 – Samstag
WOD 5: Benchmark – „Chelsea"

Kategorie: B	
Übungen:	• 5 Pull-up • 10 Push-ups • 15 Air Squats
Ablauf:	Jede Minute alle 3 Übungen für eine Gesamtzeit von 30min

WOCHE 52

Tag	Mo	Di	Mi	Do	Fr	Sa	So
Workout	1	2	3		4	5	
Kategorie	B	B	B	--	B	B	--

Tag 1 – Montag
WOD 1: Benchmark – „Kelly" (Woche 2)

Kategorie: B	
Übungen:	• 400m Laufen • 30 Box Jumps • 30 Wall Ball (ca. 8kg)
Ablauf:	4 Runden, auf Zeit

Tag 2 – Dienstag
WOD 2: Benchmark - „Cindy"

Kategorie: B	
Übungen:	• 5 Pull-ups • 10 Push-ups • 15 Air Squats
Ablauf:	AMRAP: So viele Runden wie möglich in einer Gesamtzeit von 20min

Tag 3 – Mittwoch
WOD 3: Benchmark – „Nicole" (Woche 2)

Kategorie: B	
Übungen:	• 400m Laufen • Max. Pull-ups
Ablauf:	AMRAP: So viele Runden wie möglich in einer Gesamtzeit von 15min

Tag 4 – Freitag
WOD 4: Benchmark – „Diane"

Kategorie: B	
Übungen:	• Deadlift (ca. 100kg) • Handstand Push-ups
Ablauf:	21-15-9 Wiederholungen, auf Zeit

Tag 5 – Samstag
WOD 5: Benchmark – „Elizabeth"

Kategorie: B	
Übungen:	• Clean (ca. 60kg) • Ring Dips
Ablauf:	21-15-9 Wiederholungen, auf Zeit

WIE ES MIT DEM TRAINING WEITERGEHEN SOLLTE

Du hast von hier aus die Möglichkeit, alle WOD'S zu wiederholen und zu versuchen, deine Zeiten und Ergebnisse zu verbessern. Du kannst dir aber auch einen eigenen Trainingsplan mit den Benchmark WOD'S (siehe Anhang) zusammenstellen.

Eine weitere Möglichkeit ist, dir eine WOD-Liste zu besorgen und weitere Workouts auszuprobieren. Neben den hier vorgestellten Benchmark WOD'S gibt es nämlich auch sogenannte Hero-WOD'S, welche teilweise noch intensiver sind (eine sehr umfangreiche WOD Liste findest du zum Beispiel in dem Buch „Ultimate Cross Training WOD-List" von Michael Saunders).

Falls du dich zunächst auf das Cross Training ohne Equipment beschränken möchtest, kann ich dir auch mein anderes Buch „Bodyweight Cross Training" empfehlen. Es bietet dir ebenfalls einen Trainingsplan für 365 Tage und zeigt dir weitere Übungen, die man nur mit dem eigenen Körpergewicht machen kann.

Als kleines Extra habe ich dir ein paar Wochen aus dem Trainingsplan kostenlos in den Anhang dieses Buchs kopiert. Viel Spaß damit.

HILFREICHE BÜCHER/LINKS

WEITERE BÜCHER VON MIR
- „Schlank und Fit – Keine Diät, Kein Training – Trotzdem Abnehmen"
- „Beginner Cross Training"
- „Bodyweight Cross Training"
- „Advanced Cross Training"
- „Kettlebell Cross Training"
- „Women Cross Training"

BÜCHER
- „Ultimate Cross Training WOD-List" von Michael Saunders ist sehr umfangreich und beinhaltet neben den Benchmark-WOD'S noch viele weitere Workouts, darunter auch die Hero-WOD'S. Insgesamt findest du in dem Buch knapp 1.000 WOD'S, mit denen du dich dein ganzes Leben lang beschäftigen kannst.

WEBSEITEN
- www.roguefitness.com
- www.fitstrongsexy.de
- www.theboxmag.com
- www.woddrive.com

EQUIPMENT
- www.prospeedrope.de
- www.badcompany.biz
- Der beste Timer für das Cross Training: Gymboss Intervallzeitgeber (auch auf Amazon.de erhältlich)

Anhang

Übersicht Benchmark-WOD's

1. „ANGIE"
- 100 Pull-ups
- 100 Push-ups
- 100 Sit-ups
- 100 Squats

Alle Wiederholungen einer Übung beenden, bevor man zur nächsten übergeht, auf Zeit

2. „BARBARA"
- 20 Pull-ups
- 30 Push-ups
- 40 Sit-ups
- 50 Squats

5 Runden, auf Zeit

3. „CHELSEA"
- 5 Pull-ups
- 10 Push-ups
- 15 Squats

Jede Minute alle 3 Übungen für insgesamt 30min

4. „CINDY"
- 5 Pull-ups
- 10 Push-ups
- 15 Squats

AMRAP: As Many Rounds As Possible in 20min

5. „DIANE"
- Deadlift 225lbs (ca. 100kg)
- Handstand Push-ups

21-15-9 Wiederholungen, auf Zeit

6. „ELIZABETH"

- Clean 135lbs (ca. 60kg)
- Ring Dips

21-15-9 Wiederholungen, auf Zeit

7. „FRAN"
- Thruster 95lbs (ca. 40kg)
- Pull-ups

21-15-9 Wiederholungen, auf Zeit

8. „GRACE"
- Clean and Jerk 135lbs (ca. 60kg)

30 Wiederholungen, auf Zeit

9. „ISABEL"
- Snatch 135lbs (ca. 60kg)

30 Wiederholungen, auf Zeit

10. „KAREN"
- 150 Wall Ball 20lbs (ca. 8kg)

auf Zeit

11. „LINDA" (AKA "3 BARS OF DEATH")
- Deadlift 1 .5x Bodyweight
- Benchpress Bodyweight
- Clean 0.75x Bodyweight

10/9/8/7/6/5/4/3/2/1 Wiederholungen pro Runde, auf Zeit

12. „MARY"
- 5 Handstand Push-ups
- 10 One-Legged Squats (Pistols)
- 15 Pull-ups

AMRAP: As Many Rounds As Possible in 20min

13. „ANNIE"

- Double Unders (Double Jump – Jump Rope)
- Sit-ups

50-40-30-20-10 Wiederholungen pro Runden, auf Zeit

14. „LYNNE"

- Benchpress Bodyweight
- Pull-ups

5 Runden auf max. Wiederholungszahl

15. „HELEN"

- 400m Run
- 21 Kettlebell Swing 1.5 pood (apx. 55lbs – ca. 20kg)
- 12 Pull-ups

3 Runden, auf Zeit

16. „JACKIE"

- 1000m Row
- 50 Thruster 45lbs (ca. 18kg)
- 30 Pull-ups

auf Zeit

17. „NANCY"

- 400m Run
- 15 Overhead Squat 95lbs (ca. 40kg)

5 Runden, auf Zeit

18. „EVA"

- 800m Run
- 30 Kettlebell Swing 2 pood (apx. 72lbs – ca. 30kg)
- 30 Pull-ups

5 Runden, auf Zeit

19. „KELLY"
- 400m Run
- 30 Box Jump (24" box)
- 30 Wallball 20lbs (ca. 8kg)

5 Runden, auf Zeit

20. „NICOLE"
- 400m Run
- Max. rep Pull-ups

AMRAP: As Many Rounds As Possible in 20min

WOCHE 17

Tag	Mo	Di	Mi	Do	Fr	Sa	So
Workout	1		2		3		4
Kategorie	K A	--	K	--	K A	--	A

Tag 1 - Montag

WOD 1:

Kategorie: K/A	
Übungen:	• 5 Jumping Jacks • 5 Push-ups • 5 Pull-ups • 5 Crunches • 5 Air Squats
Ablauf:	5 Runden, 5s Pause zwischen den Übungen (schneller Wechsel)

Tag 2 - Mittwoch

WOD 2:

Kategorie: K	
Übungen:	• 200 Lunges • 20 Pull-ups • Maximum V-Seat
Ablauf:	Auf Zeit, Pause nach Bedarf

Tag 3 - Freitag

WOD 3:

Kategorie: K/A	
Übungen:	• 50 Jumping Jacks • 5 Push-ups • 5 Pull-ups
Ablauf:	5 Runden, 60s Pause zwischen den Runden

Tag 4 - Sonntag

WOD 4:

Kategorie: A	
Übungen:	• 5000m Laufen
Ablauf:	Auf Zeit

Neue Übungen in Woche 17
V-Seat:

Der V-Seat ist eine weitere statische Übung für die Coremuskulatur.

Zunächst legt man sich gerade auf den Boden und richtet nun, bei geradem Rücken, den Oberkörper soweit auf, dass er einen Winkel von ca. 45° mit dem Boden bildet. Anschließend richtet man ebenso die gestreckten Beine auf, bis auch sie einen Winkel von ca. 45° zum Boden bilden. Diese Position wird nun möglichst lange gehalten.

Durch das gestreckte Anheben der Beine werden auch die Oberschenkel sehr stark beansprucht. Wer nun noch die Arme parallel zu den Beinen austreckt, trainiert zusätzlich auch die Schultermuskulatur.

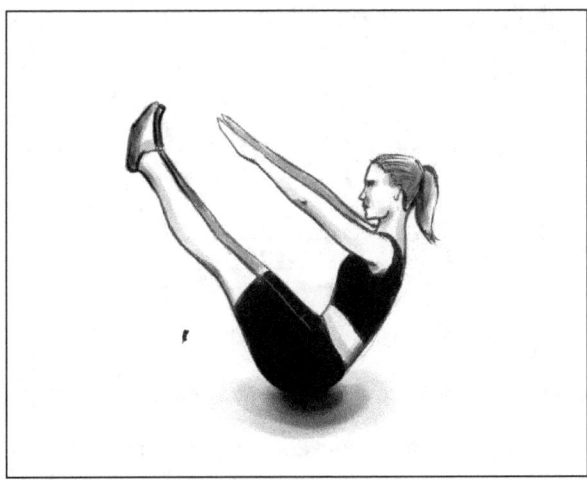

Abbildung 14- V-Sit

Tag	Mo	Di	Mi	Do	Fr	Sa	So
Workout	1		2		3		4
Kategorie	K A	--	K	--	K A	--	A

Tag 1 - Montag

WOD 1:

Kategorie: K/A	
Übungen:	• 1000m Laufen • Alle 100m: 10 Push-ups und 10 Air Squats
Ablauf:	Auf Zeit

Tag 2 - Mittwoch

WOD 2:

Kategorie: K	
Übungen:	• 60s Plank • 2x30s Side-Plank • Maximum V-Seat
Ablauf:	5 Runden, 60s Pause zwischen den Runden

Tag 3 - Freitag

WOD 3:

Kategorie: K/A	
Übungen:	• Burpee • Crunches
Ablauf:	Ladder-Prinzip, 10s Pause zwischen den Sätzen

Ladder:

Beim Ladder-Prinzip trainiert man bis zum Muskelversagen.

Es wird mit einer Wiederholung begonnen und anschließend eine Pause von 10 Sekunden gemacht. Danach folgen 2 Wiederholungen und eine weitere 10s-Pause. Darauf 3 Wiederholungen und erneut 10s Pause.

Dieses Prinzip wird so lange weitergeführt, bis man keine sauberen Wiederholungen mehr schafft.

Tag 4 - Sonntag

WOD 4:

Kategorie: A	
Übungen:	• 30min Laufen
Ablauf:	Maximale Distanz

Tag	Mo	Di	Mi	Do	Fr	Sa	So
Workout	1		2		3		4
Kategorie	K A	--	K	--	K A	--	A

Tag 1 - Montag
WOD 1:

Kategorie: K/A	
Übungen:	• 2000m Laufen • Alle 200m: 10 Crunches und 10 Air Squats
Ablauf:	Auf Zeit

Tag 2 - Mittwoch
WOD 2:

Kategorie: K	
Übungen:	• Maximum Pull-ups • Maximum V-Seat • Maximum Push-up
Ablauf:	5 Runden, 60s Pause zwischen den Runden

Tag 3 - Freitag
WOD 3:

Kategorie: K/A	
Übungen:	• Burpees • Push-ups • Air Squats
Ablauf:	Ladder-Prinzip, 10s Pause zwischen den Sätzen

Tag 4 - Sonntag
WOD 4:

Kategorie: A	
Übungen:	• Sprints
Ablauf:	5min Einlaufen - 100m Sprint, 1min Gehen, 100m Sprint, 50s Gehen, 100m Sprint, 40s Gehen, 100m Sprint, 30s Gehen, 100m Sprint, 40s Gehen, 100m Sprint, 50s Gehen, 100m Sprint, 60s Gehen - 5min Auslaufen

Tag	Mo	Di	Mi	Do	Fr	Sa	So
Workout	1		2		3		4
Kategorie	K A	--	K	--	K A	--	A

Tag 1 - Montag
WOD 1:

Kategorie: K/A	
Übungen:	• 400m Laufen • 60s Plank • 10 Air Squats
Ablauf:	6 Runden, 60s Pause zwischen den Runden

Tag 2 - Mittwoch
WOD 2:

Kategorie: K	
Übungen:	• 25 Pull-ups • 50 Push-ups • 100 Air Squats
Ablauf:	Auf Zeit, Pause nach Bedarf

Tag 3 - Freitag
WOD 3:

Kategorie: K/A	
Übungen:	• Burpees • Push-ups • Pull-ups
Ablauf:	Ladder-Prinzip, 10s Pause zwischen den Sätzen

Tag 4 - Sonntag
WOD 4:

Kategorie: A	
Übungen:	• Sprints
Ablauf:	5min Einlaufen - 200m Sprint, 1min Gehen, 200m Sprint 50s Gehen, 200m Sprint, 40s Gehen, 200m Sprint, 30s Gehen, 200m Sprint, 40s Gehen, 200m Sprint, 50s Gehen, 200m Sprint, 60s Gehen - 5min Auslaufen

Tag	Mo	Di	Mi	Do	Fr	Sa	So
Workout	1		2		3		4
Kategorie	K A	--	K	--	K A	--	A

Tag 1 - Montag
WOD 1:

Kategorie: K/A	
Übungen:	• 50m Sprint • 20 Push-ups • 50m Sprint • 20 Air Squats • 50m Sprint • 20 Crunches
Ablauf:	AMRAP: So viele Runden wie möglich in 10min Gesamtzeit

Tag 2 - Mittwoch
WOD 2:

Kategorie: K	
Übungen:	• 250 Air Squats
Ablauf:	Auf Zeit, Pause nach Bedarf

Tag 3 - Freitag
WOD 3:

Kategorie: K/A	
Übungen:	• Crunches • Push-ups • Burpees
Ablauf:	10Down-Prinzip, Auf Zeit

10Down:

Beim 10Down-Prinzip beginnt man mit 10 Wiederholungen. Alle vorgegebenen Übungen werden also 10-mal gemacht. Anschließend beginnt man wieder von vorne mit der ersten Übung, nun sind allerdings nur noch 9 Wiederholungen gefordert. Darauf folgen 8 Wiederholungen jeder Übung, 7 Wiederholungen, ..., bis man bei einer Wiederholung angekommen ist.

Die Pausendauer zwischen den einzelnen Runden ist möglichst kurz zu halten.

Tag 4 - Sonntag
WOD 4:

Kategorie: A	
Übungen:	• 10.000m Laufen
Ablauf:	Auf Zeit

Woche 22

Tag	Mo	Di	Mi	Do	Fr	Sa	So
Workout	1		2		3		4
Kategorie	K A	--	K	--	K A	--	A

Tag 1 - Montag

WOD 1:

Kategorie: K/A	
Übungen:	<ul><li>100m Sprint</li><li>10 Push-ups</li><li>100m Sprint</li><li>10 Air Squats</li><li>100m Sprint</li><li>10 Crunches</li></ul>
Ablauf:	AMRAP: So viele Runden wie möglich in 15min Gesamtzeit

Tag 2 - Mittwoch

WOD 2:

Kategorie: K	
Übungen:	<ul><li>50 Pull-ups</li><li>100 Push-ups</li></ul>
Ablauf:	Auf Zeit, Pause nach Bedarf

Tag 3 - Freitag

WOD 3:

Kategorie: K/A	
Übungen:	<ul><li>Crunches</li><li>Air Squats</li><li>Push-ups</li><li>Burpees</li></ul>
Ablauf:	10Down, Auf Zeit

Tag 4 - Sonntag

WOD 4:

Kategorie: A	
Übungen:	<ul><li>1000m Laufen</li><li>400m Gehen</li></ul>
Ablauf:	5 Runden, Auf Zeit

ABSCHLUSS

Ich hoffe, das Cross Training konnte dich ebenso begeistern wie mich und du hast das Training der letzten 365 Tage konsequent durchgezogen. Falls ja, hast du bestimmt deutliche physische Veränderungen an dir festgestellt.

Falls dir mein Buch gefallen hat, würde ich mich über eine Rezension auf Amazon freuen. Vielleicht schaust Du einfach mal auf meiner Webseite FitStrongSexy vorbei.

Liebe Grüße und noch viel Spaß und Erfolg beim Training wünscht dir Michael Brauer.